**Hefte zur Unfallheilkunde**
Beihefte zur Zeitschrift „Der Unfallchirurg"

Herausgegeben von:
J. Rehn, L. Schweiberer und H. Tscherne

# 210

D1695753

Jakob R. Izbicki

# Die Sepsis bei Splenektomie

Tierexperimentelle Befunde
zum Milzerhalt und zur Immunaktivierung

Mit 52 Abbildungen und 15 Tabellen

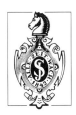

Springer-Verlag
Berlin Heidelberg New York
London Paris Tokyo
Hong Kong Barcelona

Reihenherausgeber

Professor Dr. Jörg Rehn
Mauracher Straße 15, D-7809 Denzlingen

Professor Dr. Leonhard Schweiberer
Direktor der Chirurgischen Universitätsklinik München-Innenstadt
Nußbaumstraße 20, D-8000 München 2

Professor Dr. Harald Tscherne
Medizinische Hochschule, Unfallchirurgische Klinik
Konstanty-Gutschow-Straße 8, D-3000 Hannover 61


Autor

Priv.-Doz. Dr. Jakob R. Izbicki
Chirurgische Klinik der Innenstadt
und Chirurgische Poliklinik der Universität München
Nußbaumstraße 20, D-8000 München 2

ISBN 3-540-53180-7  Springer-Verlag Berlin Heidelberg New York
ISBN 0-387-53180-7  Springer-Verlag New York Berlin Heidelberg


CIP-Titelaufnahme der Deutschen Bibliothek
Izbicki, Jakob R.:
Die Sepsis bei Splenektomie : Tierexperimetelle Befunde zum Milzerhalt und zur
Immunaktivierung / Jakob R. Izbicki. - Berlin ; Heidelberg ; New York ; London ; Paris ; Tokyo ;
Hong Kong ; Barcelona : Springer, 1991
(Hefte zur Unfallheilkunde ; 210)
ISBN 3-540-53180-7 (Berlin ...)
ISBN 3-387-53180-7 (New York ...)
NE: GT

Die Wiedergabe von Gebrauchsnamen, Handelsnamen, Warenbezeichnungen usw. in diesem Werk
berechtigt auch ohne besondere Kennzeichnung nicht zu der Annahme, daß solche Namen im Sinne der
Warenzeichen- und Markenschutz-Gesetzgebung als frei zu betrachten wären und daher von jedermann
benutzt werden dürften.

Produkthaftung: Für Angaben über Dosierungsanweisungen und Applikationsformen kann vom
Verlag keine Gewähr übernommen werden. Derartige Angaben müssen vom jeweiligen Anwender im
Einzelfall anhand anderer Literaturstellen auf ihre Richtigkeit überprüft werden.

Druck, Einband: Druckhaus Beltz, Hemsbach/Bergstraße
2124/3130-543210 – Gedruckt auf säurefreiem Papier

# Vorwort

Kaum ein Organ ist in den letzten Jahren so in den Blickpunkt des Interesses gerückt wie die Milz. Das Postulat der Postsplenektomiesepsis nach traumatisch bedingter Splenektomie führte zur Forderung nach Erhaltung der Milz.

Von manchen Autoren wurde die Unterlassung der Milzerhaltung gar als Kunstfehler erachtet. Die kritische Durchsicht der Literatur gibt jedoch wenig Anhalte für ein reales Risiko einer Sepsis nach posttraumatischer Splenektomie, zumindest beim Erwachsenen, während im Kindesalter offenbar eine echte Gefährdung vorliegt. Dies läßt die Notwendigkeit einer Milzerhaltung um jeden Preis zweifelhaft erscheinen. Auf der anderen Seite stehen tierexperimentelle Befunde an Nagern, die fast ausnahmslos eine Existenz der Postsplenektomiesepsis unter Beweis stellten.

Experimentelle Befunde an Nagern sind nicht ohne weiteres auf den Menschen übertragbar. Es wurde in der vorliegenden Untersuchung daher versucht, das Problemfeld der Postsplenektomiesepsis an einem Großtier, dessen Immunsystem dem Menschen eher vergleichbar ist, zu analysieren.

Daneben wurde untersucht, ob eine effektive Prophylaxe einer Sepsis durch Aktivierung des Monozyten-Makrophagen-Systems gewährleistet ist.

Die hier vorliegende Monographie faßt die immunologischen und infektionsexperimentellen Befunde zusammen.

J. R. IZBICKI

# Danksagung

Meinem hochverehrten Lehrer Herrn Prof. Dr. med. L. Schweiberer, Direktor der Chirurgischen Klinik Innenstadt und Chirurgischen Poliklinik der Universität München, bin ich nicht nur deshalb dankbar, weil er mir die Möglichkeit gab, meine Ausbildung zum Chirurgen an seiner Klinik zu vollenden, sondern weil er auch alle klinisch- und tierexperimentell-wissenschaftlichen Bemühungen unterstützte.

Herr Prof. Dr. med. G. Riethmüller, Direktor des Instituts für Immunologie der Universität München, gab mir bei den experimentellen Untersuchungen jegliche Unterstützung in der Planung der Experimente. Ihm bin ich für hilfreiche Diskussionen dankbar.

Herrn Prof. Dr. med. G. Ruckdeschel, Max-von-Pettenkofer-Institut für Hygiene und Medizinische Mikrobiologie der Universität München, bin ich für die Unterstützung bei der Durchführung der Experimente, insbesondere bei der Aufarbeitung der Pneumokokken, sehr zu Dank verpflichtet.

Herrn Prof. Dr. med. R. Lütticken, Direktor des Instituts für Medizinische Mikrobiologie der Rheinisch-Westfälischen Technischen Hochschule Aachen, von dem wertvolle Hinweise und hilfreiche Diskussionen kamen, bin ich ebenfalls zu Dank verpflichtet.

Schließlich möchte ich meinen ganz besonderen Dank an Herrn Priv.-Doz. H. W. L. Ziegler-Heitbrock, Institut für Immunologie der Universität München, aussprechen, ohne dessen enge Mitarbeit das Projekt nicht hätte verwirklicht werden können, ebenso an Herrn Dr. med. M. Siebeck von der Chirurgischen Klinik Innenstadt und Chirurgischen Poliklinik der Universität München, der wertvolle Hilfestellung bei der statistischen Auswertung gab.

Herrn Dipl. Phys. T. Schlunck vom Institut für Immunologie der Universität München bin ich für die Hilfe bei der Durchführung der durchflußzytometrischen Analysen sehr zu Dank verpflichtet.

Nicht versäumen möchte ich es auch, den Doktoranden Frl. cand. med. S. Kastl, Frl. cand. med. C. Raedler, Herrn cand. med. W. Bauhuber, Herrn cand. med. M. Meier, Herrn cand. med. A. Anke und Herrn cand. med. P. Brunner sowie allen MTA, insbesondere Frl. H. Messner, und den Tierpflegerinnen und Tierpflegern der Chirurgischen Klinik Innenstadt und Chirurgischen Poliklinik zu danken.

Schließlich möchte ich meinen Dank an Frl. U. Förstl aussprechen, ohne deren unermüdlichen Einsatz diese Arbeit sich in der Fertigstellung erheblich verzögert hätte, und an Herrn J. Berthold jun. für die Möglichkeit, Langzeitversuche in seinem landwirtschaftlichen Gut durchzuführen.

J. R. IZBICKI

# Inhaltsverzeichnis

# 1 Einleitung

## 1.1 Historische Entwicklung der Chirurgie der traumatisierten Milz

Die ersten Einzelberichte über erfolgreiche partielle oder totale Splenektomien aufgrund penetrierender Milztraumen datieren ins 16. und 17. Jahrhundert [45, 49, 76, 191]. Die erste erfolgreiche Operation einer Milzruptur im Rahmen eines stumpfen Bauchtraumas erfolgte 1892 durch Riegner [185]. Der bis dato vorherrschende Fatalismus in der Behandlung einer Milzruptur wandelte sich grundlegend. In Anbetracht der hohen Letalitätsraten von bis zu 100 % bei der nichtoperativen Behandlung wurde ein aggressives Vorgehen gefordert [12, 20, 21, 32, 110, 244]. Obwohl Billroth bereits 1881 auf die Spontanheilung einer Milzruptur hinwies [22], erschien ihre Wahrscheinlichkeit gering [17]. Um die Jahrhundertwende beschränkte sich das chirurgische Vorgehen auf die Tamponade und die Milznaht [14, 18, 20, 88, 207], wurde in der Folge aber durch das Konzept der Splenektomie par principe abgelöst [202, 225].

Die erfolgreiche Naht von Milzverletzungen [61, 147] wurde ebenso ignoriert wie die kontrollierte Segmentresektion der Milz [175], die ihre Berechtigung in Erkenntnissen bezüglich der chirurgischen Anatomie der Milz und ihrer arteriellen Zuflüsse erhielt [104, 235]. Senn [207] wies 1903 darauf hin, daß die Splenektomie nur dann indiziert erscheine, wenn keine andere Maßnahme erfolgversprechend sei. Morris u. Bullock [153] zeigten 1919 die Bedeutung der Milz in der Abwehr experimenteller bakterieller Infektionen auf. Trotzdem konnte sich die Forderung nach einer milzerhaltenden chirurgischen Vorgehensweise gegenüber der Splenektomie par principe nicht durchsetzten. Dies war bedingt durch die höhere Komplikationsrate der Milzerhaltung [151] und die vorherrschende Annahme, daß für den Patienten mit der Milzentfernung kein Nachteil verbunden wäre, während die Gefahr der Blutung sicher ausgeschlossen sei [12, 128].

Zweifel an der Richtigkeit dieses Dogmas traten auf, als über Fälle fulminanter Sepsis nach Splenektomie berichtet wurde [12, 13, 70, 75, 85, 99, 123, 125, 126, 136, 213, 214, 218]. Die Sepsis nach Splenektomie im Kindesalter wird heute als eigenständiges Krankheitsbild anerkannt (Postsplenektomiesepsis/overwhelming postsplenectomy infection syndrome/OPSI-Syndrom) [65, 66]. Dieser vermutete Zusammenhang läßt das radikale Vorgehen bei einer traumatischen Milzruptur zweifelhaft erscheinen.

## 1.2 Postsplenektomiesepsis (OPSI-Syndrom)

Das Krankheitsbild der Postsplenektomiesepsis imponiert durch den plötzlichen Beginn mit Übelkeit, Erbrechen, Kopfschmerzen, hohem Fieber, Bewußtseinstrübung und Übergang

ins Koma. Ein fulminanter Verlauf ist charakteristisch [123, 214, 224, 239]. In den hämatologischen Untersuchungen fällt häufig eine Leukopenie und/oder eine Thrombozytopenie
auf [6, 7, 13, 99], so daß die Kriterien einer Sepsis bzw. eines septischen Schocks erfüllt
sind [67, 68].

Streptococcus pneumoniae wird in mehr als der Hälfte der Fälle als Erreger isoliert,
Meningokokken, E.-coli, H. influenzae, Staphylokokken und Streptokokken werden in ge-
ringerer Häufigkeit gefunden. In peripheren Blutausstrichen gelingt häufig ein Bakteri-
ennachweis. In quantitativen Blutkulturen werden Keimkonzentrationen von bis zu $10^6$
Mikroorganismen/ml Blut beobachtet [28, 52–54, 75, 85, 108, 123, 136, 214, 218].

Die Inzidenz des OPSI-Syndroms wird vom Alter des Patienten und der Grunderkrankung bestimmt. Als kritische Altersgrenze gilt ein Lebensalter zum Zeitpunkt der Splenektomie von 5 Jahren; in dieser Altersgruppe wird das Krankheitsbild besonders häufig
beobachtet [75, 85, 105, 218]. Eine hämatologische Grunderkrankung begünstigt ebenfalls
die erhöhte Infektanfälligkeit (Inzidenz bei Thalassämie bis 24 %) [65, 75, 85, 125, 218].
Angaben zur Inzidenz der Postsplenektomiesepsis im Gefolge eines Traumas reichen bis
zu 2,5 % [123, 136, 214, 218]. Diese niedrige Inzidenz wird auf die häufig zu beobachtende
posttraumatische Splenosis zurückgeführt, wobei vermutet wird, daß die so entstandenen
Nebenmilzen funktionell suffizient sind [66, 176]. Das Risiko von Kindern nach traumatisch bedingter Splenektomie an einem OPSI-Syndrom zu erkranken, wird als 60mal höher
eingeschätzt als das der Normalbevölkerung [52, 72, 218].

## 1.3 Pathogenese des OPSI-Syndroms

Die Rolle der Milz als Teil des retikuloendothelialen Systems war seit der Beschreibung des
OPSI-Syndroms Gegenstand intensiver Forschung. Neben ihrer Aufgabe der Blutmause-
rung (Elimination abnormer oder defekter Erythrozyten, Entfernung von Einschlußkörper-
chen aus dem erythrozytären Zytoplasma), der Speicherung von Thrombozyten, dem Abbau
überalterter Thrombozyten, der Speicherung und Bildung von weißen Blutzellen [170, 224]
besitzt die Milz eine Filterfunktion für über das Blut gestreute partikuläre Antigene, be-
sinders kapselbildende Bakterien. Die Splenektomie soll in einer defekten Elimination von
kapselbildenden Bakterien aufgrund einer reduzierten Phagozytose, einem verminderten
IgM-Spiegel sowie einer reduzierten spezifischen Antikörperantwort, Defekten im Komplementsystem und in Verschiebungen von Subpopulationen immunkompetenter Zellen
resultieren [33, 34, 52, 58, 60, 63, 72, 115, 132, 162, 170, 240]. Diese Veränderungen werden
für die Entwicklung des OPSI-Syndroms verantwortlich gemacht. Bei einer regelrechten
Elimination von kapselbildenden Erregern wird den Opsoninen eine besondere Bedeutung
beigemessen [111–114, 116].

Opsonierte Antigene werden primär durch das retikuloendotheliale System der Leber
eliminiert, während bei niedrigen Antikörperspiegeln die Milz wesentlich zur Elimination
der Antigene aus dem Blutstrom beiträgt [33, 34, 72, 198]. Im nicht-immunen Wirt kompensiert die besondere Gefäßanatomie der Milz den niedrigen Antikörperspiegel über eine
Verlängerung der Kontaktzeit zwischen lienalen Makrophagen und Antigenen [196, 237].
Daneben wird die hohe Eliminationskapazität der Milz auch durch ihre außergewöhnlich
gute Durchblutung begünstigt [109, 167–169]. Beim milzlosen nichtimmunisierten Individuum soll es daher zu einer verzögerten Elimination der kapselbildenden Bakterien kom-

men, weil die Leber aufgrund ihrer fehlenden Autoregulation nicht in der Lage ist, den Phagozytosedefekt durch Erhöhung der Kontaktzeit zwischen Phagozyt und Antigen zu kompensieren [33, 72, 115, 198].

## 1.4 Prävention des OPSI-Syndroms

Für die Prävention des OPSI-Syndroms bei traumatischer Milzruptur werden gegenwärtig 5 Konzepte diskutiert [36, 53, 54, 81, 123, 136, 224]:
- Das abwartende Vorgehen
- Die Langzeitantibiotikaprophylaxe
- Die Immunisation mit einer polyvalenten Pneumokokkenvakzine
- Die Anwendung milzerhaltender Operationstechniken
- Die Anwendung von Immunmodulatoren

### 1.4.1 Konservatives Vorgehen

Vereinzelt wurde bei nachgewiesener Milzruptur im Kindesalter eine abwartende Haltung empfohlen und auch mit gutem Erfolg angewandt [9, 70, 83, 121, 152]. Dieses Vorgehen empfiehlt sich nur, wenn die Verletzung geringen Umfang hat, der Blutverlust gering und eine Intensivüberwachung gewährleistet ist. Von den Kritikern dieses Vorgehens wird angeführt, daß nach wie vor der Nachweis einer intraabdominellen Blutung generell die Laparotomie indiziert, weil durch die abwartende Haltung die Gefahr heraufbeschworen wird, daß gravierende Begleitverletzungen, die beim stumpfen Bauchtrauma häufig sind, übersehen werden und der optimale Operationszeitpunkt verpaßt wird [87, 232].

### 1.4.2 Antibiotikaprophylaxe

Von zahlreichen Autoren wird eine Antibiotikaprophylaxe mit Penizillin empfohlen, wodurch ein wirksamer Schutz gegen Pneumokokken, Meningokokken und Streptokokken erreicht werden soll (Übersicht bei [123, 224]). Tierexperimentell ist die Wirksamkeit der Antibiotikaprophylaxe gesichert [183]. Die Dauer dieser Prophylaxe ist umstritten [209, 224], die Angaben reichen von 2–30 Jahren. Die Effizienz dieses Konzepts ist fraglich, nicht nur wegen der problematischen Patientencompliance [123] und einer möglichen Resistenzentwicklung [224], sondern auch, weil trotz Durchführung einer Antibiotikaprophylaxe septische Krankheitsbilder beschrieben wurden [6, 7, 31, 77].

### 1.4.3 Pneumokokkenvakzination

Als Impfstoff für eine aktive Immunisierung steht eine polyvalente Vakzine gegen 23 Pneumokokkenserotypen zur Verfügung. Obwohl von einigen Autoren das Unterlassen einer Immunisation bei splenektomierten Patienten als Kunstfehler erachtet wird [224], ist es in einigen Fällen zu einer Sepsis trotz Immunisierung mit Pneumokokkenvakzine gekommen [6, 7, 31, 77]. Selbst Pneumokokkenseptitiden mit Serotypen, die in der Vakzine

4

enthalten waren, sind beschrieben worden [90]. Ursächlich wird eine defekte spezifische Antikörperantwort nach Splenektomie angelastet [58,59,115].

## 1.4.4 Milzerhaltende Operationsverfahren

In der Literatur wird aufgrund der Nachteile der 3 zuvor genannten Alternativen die Milzerhaltung zur Prophylaxe des OPSI-Syndroms gefordert [65,66]. In Abhängigkeit von Art und Lokalisation der Läsion ergeben sich in Kenntnis der chirurgischen Anatomie der Milz verschiedene operative Techniken mit dem Ziel der Hämostase in situ. Sie reichen von der einfachen Übernähung bis zur Milzteilresektion [124,143,204]. Dabei haben sich Klassifizierungen der Milzverletzungen bewährt, wie sie etwa von Buntain [36] oder Shackford [210] vorgeschlagen wurden. Die Möglichkeiten milzerhaltender Verfahren sind im wesentlichen durch Verbesserung der Blutstillung möglich, v. a. durch neue Nahttechniken, Entwicklung atraumatischen Nahtmaterials, Infrarot-, Heißluft- oder Laserkoagulation, Gewebeklebung, Anwendung von Kollagen und Kompression mittels resorbierbarer Netze [226]. Der Erhalt von mindestens 1/4 des funktionellen Milzgewebes wird gefordert [86,226]. Hochgradige Verletzungen der Milz im Sinne einer Milzzerfetzung erfordern die Splenektomie. Als einzige Alternative bietet sich die Autotransplantation der Milz im Sinne einer kontrollierten Splenosis [26,208,233]. Die Effizienz dieser milzerhaltenden Operationsverfahren im Hinblick auf die Beibehaltung der Immunkompetenz wird trotz umfangreicher experimenteller Studien in der Literatur kontrovers diskutiert [150,163,234], zumal trotz akzessorischer Milzen oder einer Splenosis ein OPSI-Syndrom beschrieben wurde [160].

## 1.4.5 Immunmodulatoren

Eine hochinteressante, wenn auch noch wenig erforschte Methode, den asplenen Organismus vor dem OPSI-Syndrom zu schützen, ist die Anwendung von Immunmodulatoren [224].

Zu den Immunmodulatoren zählen u. a. das komplette Freund-Adjuvans, Mycobacterium tuberculosis und Corynebacterium parvum. So konnten tierexperimentell die deletären Effekte einer Splenektomie bezüglich einer experimentellen Pneumokokkeninfektion durch Applikation von Corynebacterium parvum kompensiert werden [19,103].

In den letzten Jahren sind einige Muramylpeptide entwickelt worden, bei denen sowohl eine Verstärkung der spezifischen Antikörperantwort nach Immunisation als auch eine Verbesserung der unspezifischen Abwehr gegenüber Infektionen durch Aktivierung des Monozytensystems beobachtet wurde [55,57,93,134]. Muramylpeptide sind die kleinste biologisch wirksame Struktur der Bakterienwand von Mycobacterium tuberculosis, das im Freund-Adjuvans enthalten ist [73 93]. Die lipophilen Eigenschaften des synthetischen Derivats MTP-PE (Muramyltripeptid-Phosphatidyl-Äthanolamin) sollen über eine Erleichterung des Einbaus in Lipomembranen die biologische Effektivität von Muramylpeptiden erhöhen [57,94]. Durch die Applikation in Liposomen soll eine Degradation verhindert und Zellen des retikuloendothelialen Systems gezielt erreicht werden [84,129]. Ein Schwerpunkt der Forschung war in der Vergangenheit die Nutzung des immunstimulatorischen Effekts von Muramylpeptiden in der Tumortherapie, wobei die Steigerung der tumorizidalen Makrophagenaktivität nach Muramylpeptidgabe genutzt werden sollte [79, 122, 249]. Klinische Phase-I-Studien sind abgeschlossen und die Anwendung von Muramylpeptiden in der Klinik steht bevor. Dagegen sind die möglichen Anwendungen von Muramylpeptiden im Sinne einer verbesserten Infektabwehr noch unzureichend definiert.

## 1.5 Kontroversen in der Literatur

Die Auswirkungen der Splenektomie auf die Immunokompetenz des menschlichen Organismus werden in der Literatur kontrovers diskutiert. So wird von einigen Autoren ein Abfall des Immunglobulins IgM beschrieben, der mit als ursächlich für die Entwicklung des OPSI-Syndroms angesehen wird [4, 123, 135, 159, 199, 239], während in anderen Studien ein normaler IgM-Spiegel gefunden wird [66]. Daneben wird eine Aktivitätsminderung des Komplementsystems nach Splenektomie für die verzögerte Elimination von Pneumokokken verantwortlich gemacht [82, 89], die von anderen Autoren bestritten wird [66, 111, 112].

Auf der zellulären Seite des Immunsystems werden neben quantitativen Veränderungen der Subpopulationen immunkompetenter Zellen auch funktionelle Störungen dieser Zellen für die Entwicklung eines OPSI-Syndroms angeschuldigt, die von anderen Autoren nicht nachvollzogen werden können [66, 224].

Auch die Antikörperantwort auf T-Zell-abhängige und T-Zell-unabhängige Antigene nach Splenektomie wird kontrovers diskutiert [3, 9, 115, 119, 192, 196, 201, 227].

Es besteht Uneinigkeit über die Folgen einer Splenektomie beim Menschen, zumal die Heterogenität der untersuchten Patientenkollektive bezüglich Patinetenalter, Zeitintervall zur Splenektomie und Grunderkrankung bzw. Begleittherapie einen Vergleich untereinander kaum zuläßt [52, 65, 85]. Dies wird besonders augenfällig im Hinblick auf die Ergebnisse der IgM-Untersuchungen [66].

Es mehren sich nunmehr kritische Stimmen, die die Existenz des OPSI-Syndroms beim Erwachsenen zunehmend in Abrede stellen [28, 51, 52, 71, 85, 96, 133, 172], während das Krankheitsbild nach Splenektomie im Kindesalter durchaus anerkannt wird [66, 69, 236].

Dies liegt zum einen daran, daß die Inzidenz des OPSI-Syndroms beim Erwachsenen nicht definiert ist, weil die bisher verfügbaren Daten lediglich auf Einzelfalldarstellungen beruhen [51, 52, 149, 166, 173, 203, 206], zum anderen daran, daß humane Studien an splenektomierten Individuen zu inkonsistente Resultate ergaben und die erhöhte Infektanfälligkeit nach Splenektomie eher auf die Grunderkrankung zurückgeführt wird [52]. So wird festgestellt, daß zwar die technischen Möglichkeiten der Milzerhaltung ohne weiteres gegeben sind, jedoch die Indikation noch völlig unklar ist [215].

## 1.6 Experimentalmodelle

Um die Effekte einer Splenektomie auf den Immunstatus besser definieren zu können, ist daher ein Experimentalmodell notwendig, das leicht auf den Menschen übertragbar ist und bei dem die Effekte einer Splenektomie unter kontrollierten Bedingungen untersucht werden können.

In der Vergangenheit wurden die immunologischen Auswirkungen der Splenektomie und die Effektivität verschiedener milzerhaltender Operationstechniken im Hinblick auf die unsepzifische und spezifische Immunabwehr hauptsächlich bei Nagetieren untersucht. Dabei wurden widersprüchliche Befunde erhoben [101, 150, 155, 163, 234]. Regelmäßig wurde jedoch ein deletärer Effekt der Splenektomie bei experimenteller Pneumokokkensepsis gefunden. Ursächlich hierfür könnten neben der bekannten Empfindlichkeit von Nagetieren gegenüber Pneumokokken [140, 242] auch erhebliche Unterschiede der Milzanatomie und -physiologie, insbesondere der Milzregeneration nach Eingriffen an der Milz, zwischen Nagetieren und Mensch sein [167, 168, 193]. Darüber hinaus sind erhebliche speziesabhängige Unterschiede in der Aktivität des retikuloendothelialen Systems bekannt [194], wobei diese Unterschiede z. T. auf die bei kleinen Nagern relativ hohe Leber- und Milzmasse [194] und die höhere relative Durchblutung [109, 168, 169] zurückgeführt werden. Das Schwein scheint daher ein besseres Versuchstier für die Prüfung der Folgen einer Splenektomie und der Effektivität präventiver Konzepte einer Pneumokokkensepsis darzustellen, nicht nur wegen des ähnlichen Milzregenerationspotentials [164, 167], sondern auch weil Struktur und Funktion seines retikuloendothelialen Systems hinreichend charakterisiert sind und dem humanen Immunsystem ähneln [23].

Daher wird das Schwein zunehmend als Modell in der Transplantations- und infektionsimmunologischen Forschung verwendet, zumal die Entwicklung monoklonaler Antikörper die Identifizierung von Subpopulationen immunkompetenter Zellen des Schweines ermöglicht hat [179, 180].

## 1.7 Fragestellung der Arbeit

Aufgrund der divergierenden Meinungen in der Litertur sollen anhand eines standardisierten Großtiermodells folgende Fragen geklärt werden:

- Wie sind die Folgen der Splenektomie und milzerhaltender Operationen auf Subpopulationen immunkompetenter Zellen, insbesondere im Hinblick auf die Aktivierbarkeit von Monozyten einzuschätzen?
- Wie sind die Folgen der Splenektomie und milzerhaltender Operationsverfahren im Hinblick auf die spezifische Antikörperbildung auf T-Zell-abhängige und T-Zell-unabhängige Antigene zu werten?
- Wie ist der Effekt der Splenektomie und milzerhaltender Operationsverfahren auf den Verlauf der experimentellen Pneumokokkenbakteriämie unter standardisierten Bedingungen einzuschätzen?
- Welchen Effekt hat eine Immunisation mit Pneumokokkenpolysaccharid auf die experimentelle Pneumokokkenbakteriämie?
- Kann MTP-PE als Immunmodulator die experimentelle Pneumokokkenbakteriämie beeinflussen?

# 2 Material und Methoden

## 2.1 Reagenzien

*PBS-Puffer (phosphate buffered saline)*
50,6 g Dinatriumhydrogenphosphat (Merck, Darmstadt), 12,17 g Kaliumhydrogenphosphat (Merck) und 21,92 g Kochsalz (Merck) werden in destilliertem Wasser gelöst, auf ein Gesamtvolumen von 5000 ml gebracht und autoklaviert.

*PBS-2,5 % FCS*
12,5 ml FCS (fetal calf serum) (Flow Laboratories, North Ryde, Australien) werden im Wasserbad bei 56 °C für 1 h hitzeinaktiviert. Das hitzeinaktivierte FCS wird zu 500 ml des PBS-Puffers gegeben. Die Lagerung erfolgt bei +4 °C.

*Einfriermedium I*
40 ml des Mediums RPMI 1640 (Gibco, Karlsruhe) werden mit 10 ml des hitzeinaktivierten FCS (Flow Laboratories) vermischt. Die Lagerung erfolgt bei +4 °C.

*Einfriermedium II*
30 ml des Mediums RPMI 1640 (Gibco) werden mit 10 ml Dimethylsulfoxyd (DMSO) (Merck) und 10 ml des hitzeinaktivierten FCS versetzt. Die Lagerung erfolgt bei +4 °C.

*Stammlösung Trypan-Blau-Essigsäure*
0,2 g Trypan Blau (Sigma, Deisenhofen) werden in 15 ml einer 99 bis 100%igen Essigsäure (Merck) gelöst und mit dem PBS-Puffer (s. oben) auf ein Gesamtvolumen von 100 ml aufgefüllt. Für den Gebrauch werden 2 ml der Stammlösung mit 8 ml PBS-Puffer verdünnt.

*RPMI-Medium*
Zu 500 ml des Mediums RPMI 1640 (Gibco) werden 50 ml eines im Wasserbad bei 56 °C hitzeinaktivierten FCS (fetal calf serum) 5 ml Penizillin-Streptomycin-Lösung (je 10 000 IU Penizillin/ml und 10 000 $\mu$g Streptomycin/ml) (Gibco) und 5 ml L-Glutamin (Gibco) zugegeben.

*PBS/BSA*
100 g PBS-Puffer werden in ein weitlumiges Gefäß gefüllt und langsam 2 g oder 0,5 g BSA (bovine serum albumine) (Serva, Heidelberg) mit einem Magnetrührer eingerührt. Die Lösung wird bei +4 °C aufbewahrt.

*Zitratpuffer*
In Aqua destillata werden 7,355 g Zitronensäuremonohydrat (Merck) sowie 19,120 g Tri-natriumzitratdihydrat (Merck) gelöst und auf ein Gesamtvolumen von 1000 ml gebracht. Der Puffer ist 0,1 molar und weist einen pH von 5,0 auf.

*Substrat o-Phenylendiamin*
25 mg o-Phenylendiamin (Sigma, Deisenhofen) werden in 25 ml Zitratpuffer (pH 5) gelöst und zu der Lösung 500 $\mu$l 3%iges Wasserstoffsuperoxid zugegeben. Die Substratlösung wird erst kurz vor dem Gebrauch hergestellt.

*Ziege-Anti-Schwein-IgG peroxidasekonjugiert*
Der peroxidasekonjugierte Antikörper Ziege-Anti-Schwein (KPL Kirgegaard und Perry Laboratories Inc., Gaithersburgh, Maryland, USA) wird mit 10 ml Aqua ad injectabile verdünnt und in Portionen zu je 500 $\mu$l aliquotiert. Die Lagerung erfolgt bei $-20\,°$C. Für den ELISA kommt eine Endverdünnung von 1:1000 zur Anwendung.

*Pneumokokkenpolysaccharid Typ 6 B*
Das reine Pneumokokkenpolysaccharid Typ 6 B (50 mg), (Chargennummer: 77748, Merck, Sharp & Dohme, Westpoint, Pennsylvania, USA) wird in 40 ml PBS-Puffer verdünnt und in Portionen von 1 ml (= 0,125 mg) aliquotiert und bei $-20\,°$C aufbewahrt.

*Tetanustoxoid*
Tetanustoxoid (Chargennummer: 390019) (16,1 mg Eiweiß/ml = 3950 LF/ml) (Behring Werke, Marburg) wird mit PBS im Verhältnis 1:161 auf eine Konzentration von 0,1 mg Eiweiß/ml verdünnt, aliquotiert und bei $-20\,°$C eingefroren.

*Immunfluoreszenspuffer (IF-Puffer)*
Zu 500 ml PBS-Puffer werden 12,5 ml FCS (fetal calf serum) (Flow) sowie 5 ml einer 2%igen Natriumazidlösung (Merck) zugegeben.

*Paraformaldehyd 1%ig*
5 g Paraformaldehyd (Merck) werden in 450 ml Aqua bidestillata aufgelöst und bei 60 °C für 1 h im Wasserbad inkubiert. Sodann erfolgt die Zugabe von 50 ml PBS-Puffer.

*Humanes Immunglobulin*
Zur Blockade von Fc-Rezeptoren bei der Immunfluoreszenz erfolgt die Zugabe von hitzeaggregiertem humanen IgG mit einer Arbeitsverdünnung je nach Titer von 1:20 bis 1:80.

*Ziege-Anti-Maus (für schwere und leichte Ketten spezifisch) -FITC-konjugiert*
Der Antikörper (Medac, Hamburg) wird aliquotiert und für die Immunfluoreszenz in einer Verdünnung von 1:20 eingesetzt. Die Lagerung erfolgt bei $-20\,°$C.

*Monoklonale Antikörper gegen mononukleäre Schweinezellen*
– HB 140 (Anti-Scheine-B-Zellen) (76-7-4)
– HB 142 (Anti-Schweine-Monozyten) (74-22-15)

Diese Antikörper werden aus Überständen von Hybridomen gewonnen, welche von der Arbeitsgruppe David Sachs hergestellt wurden [179, 180] und die wir von der American Type Culture Collection (ATCC) erhalten haben.

Die Zellen werden in RPMI 1640 Medium kultiviert und die Überstände werden aliquotiert eingefroren. Für die Immunfluoreszenz werden die Überstände unverdünnt eingesetzt.

*Isotypkontrollen*

Als Isotypkontrollen werden Mouse-myeoloma-protein-IgG (MOPC 21) und Mouse-myeoloma-protein-IgG 2a (UPC 10) (Sigma) jeweils in einer Verdünnung von 1 : 50 (= 20 mg/ml) eingesetzt.

*2',7'-Dichlorofluoreszin-Diacetat (DCF-DA)*

1,2 mg DCF-DA (Molecular Probes, Eugene, Oregon, USA) werden in 0,5 ml Äthanol gelöst.

*Phorbol-myristat-acetat (PMA)*

5 mg PMA (Sigma Chemicals, Deisenhofen) wird in 1,25 ml Äthylacetat gelöst und bei $-20\,°C$ gelagert. Bei Bedarf werden 25 $\mu$l entonommen, das Lösungsmittel läßt man bei Raumtemperatur verdampfen und nach erneuter Lösung in Aceton wird das PMA in 10 ml RPMI/10 % FCS aufgenommen.

*Brain Heart Infusion Broth*

37 g Brain Heart Infsuion (Oxoid, Basingstoke, Harts, England) werden in 1 l destilliertem Wasser gelöst und Rinderalbumin (Serva) bis zu einer Endkonzentration von 3 % zugefügt. Danach erfolgt die Zugabe von Glukose (Merck) und Pferdeserum (Serva) bis zu einer Endkonzentration von je 1 %. Der pH der Brain Heart Broth liegt bei 7,4. Die Lösung wird steril filtriert und bei 4 °C aufbewahrt.

*Salzlösung nach Hanks*

Alle Salze werden von der Firma Merck bezogen.

*Stammlösung A.* 0,4 g Kaliumchlorid, 0,06 g Natriumphosphat, 0,06 g Kaliumdihydrogenphosphat, 4,358 g Natriumchlorid und Phenolrot werden in 1 l destilliertem Wasser gelöst.

*Stammlösung B.* 0,14 g Kalziumchlorid, 0,1 g Magnesiumsulfat, 0,1 g Magnesiumchlorid, 1,0 g Dextrose und 3,642 g Natriumchlorid werden in 1 l destilliertem Wasser gelöst.

100 ml der Stammlösung A und 100 ml der Stammlösung B werden zusammen mit 800 ml deionisiertem Wasser autoklaviert. Dieser sterilen Lösung werden 25 ml gepufferte 1,4%ige Natriumbikarbonatlösung und 10%iges Glycerol sowie 10%iges Rinderalbumin (Serva) zugegeben.

*Tetanustoxoid und Pneumokokken-6b-Polysaccharid zur Vakzination*

Als Adjuvans für die Immunisation wird Squalen-Arlacel nach Stevens 1981 [223] eingesetzt. 0,45 ml Squalene (= 2,6,10,15,19,23-Hexamethyl-2,6,10,14,18,22-tetracosahexaene 99–100 %; 1 ml = ca. 0,86 g) (Sigma) und 0,15 ml Arlacel A (= Mannit Monooleat) (Sigma) werden in ein Eppendorfreaktionsgefäß überführt. In ein weiteres Eppendorfreaktionsgefäß werden 0,6 ml PBS sowie 25 $\mu$l des hergestellten Tetanustoxoid (0,1 mg/ml) (s. oben) oder 20 $\mu$l der hergestellten Verdünnung des Pneumokokken-6b-Polysaccharids (0,125 mg/ml) (s. oben) pipettiert. Das Squalen-Arlacel wird zu dem Antigen gegeben und dieses Gemisch wird 3 min auf einem Vortex-Mischer gemischt, bis eine Emulsion (schlagsahneartig) resultiert.

*Muramylpeptid MTP-PE zur Vakzination*

Muramyltripeptid-Phosphatidyl-Äthanolamin MTP-PE (Chargennummer: 619835 A, VIII) (Ciba-Geigy, Basel) wird in PBS gelöst, in Portionen von je 10 mg/ml aliquotiert und bei −20 °C aufbewahrt. Bei den Tieren, die MTP-PE zur Vakzination erhalten, werden dem Impfstoff (Tetanustoxoid zur Vakzination oder Pneumokokken-6b-Polysaccharid zur Vakzination) 40 μl der MTP-PE-Lösung zugegeben.

*Muramylpeptid MTP-PE zur Vorbehandlung bei Septikämie*
1 mg Muramyltripeptid-Phosphatidyl-Äthanolamin in Liposomenfraktion bzw. 1 mg Plazebo (Liposomen allein) (Chargennummer: CGP 19835 A-lipid) (Ciba-Geigy, Basel) wird zu 2 ml Suspensionsmedium (Chargennummer: CGP 19835) (Ciba-Geigy, Basel) gegeben und 5 min auf einem Vortex-Mischer gemischt, bis eine suspension entsteht. Die Applikation von 1 mg MTP-PE bzw. Liposomen erfolgt intravenös 24 h vor Induktion der Pneumokokkenbakteriämie.

## 2.2 Benutzte Geräte

- Kühlzentrifuge Minifuge T (Nummer 3900) (Heraeus, Osterode)
- Kühlzentrifuge IEC B-20 A (International Equipment Company, Nunc GmbH, Wiesbaden)
- Kryobehälter Apollo (Fassungsvermögen 200 l flüssiger Stickstoff) (Messer Griesheim, Düsseldorf)
- Probenlagerbehälter Chronos (Fassungsvermögen 350 l) (Messer Griesheim, Düsseldorf)
- Kryobehälter Jupiter (Fassungsvermögen 50 l flüssiger Stickstoff) (Messer Griesheim, Düsseldorf)
- Einfrierkammer Kryo 10 Series Chamber model 10–16 mit einem Kryo series Controller model 10–21 und 1 Flachschreiber Gila 1000 S (Messer Griesheim, Düsseldorf)
- ELISA-Reader, Microplate-Reader MR 600 (Dynatech, Denkendorf)
- Vortex-Mischer (Bachofer, Reutlingen)
- Brutschrank (Ehret, Emmendingen)
- Ultrazentrifuge RC-5 Superspeed Refrigerated centrifuge (Dupont Instruments, Bad Nauheim)
- Durchflußzytometriegeräte:
  - EPICS V (Coulter Electronics, Krefeld)
  - FACS scan (Becton Dickinson, Heidelberg)
- Blutdilutionsgerät Contraves Dilutor Typ 3121 C (Contraves, Zürich)
- Automatischer Blutanalysator Contraves Autolyzer 800 (Contraves, Zürich)

## 2.3 Mononukleäre Zellen und Subpopulationen

### 2.3.1 Separation der peripheren mononukleären Zellen

Die Methodik der Separation der Lymphozyten und Monozyten des peripheren Schweineblutes basiert auf einer Dichtegradientenseparation mit Ficoll Paque [27], wie sie von Thistletwaite 1983 [230] angegeben wurde. 20 ml heparinisiertes Schweineblut (0,1 ml Heparin Novo auf 20 ml Schweineblut 5000 IE) (Novo Industrie GmbH, Pharmazeutika, Mainz) werden mit 30 ml PBS-Puffer verdünnt. In 2 Falcon-50-ml-Röhrchen (Falcon, Becton und Dickinson, Heidelberg; Bestellnummer: 4-2070-5) werden je 15 ml Ficoll

Paque (Pharmacia, Freiburg) gefüllt, und je 25 ml des verdünnten Blutes werden vorsichtig darüber geschichtet. Bei Raumtemperatur erfolgt eine Zentrifugation bei 800 g für 45 min. Die sich zwischen dem Serum und dem Ficoll darstellende Lymphozyten-Monozyten-Bande wird abpipettiert und in ein Falcon-Röhrchen überführt. Mit PBS erfolgt eine neuerliche Auffüllung auf 50 ml und die Zentrifugation der Zellsuspension bei 800 g für 10 min bei Raumtemperatur. Der Überstand wird dekantiert, das Pellet mit PBS-2,5%-FCS auf 50 ml aufgefüllt. Eine neuerliche Zentrifugation erfolgt bei 400 g für 10 min bei 4 °C. Diese Waschzentrifugation wird einmal wiederholt. Der Überstand wird dekantiert, dem Pellet wird bei 4 °C 1 ml des Einfriermediums I zugegeben. Nach Bestimmung der Zellzahl erfolgt die Zugabe von Einfriermedium II im Verhältnis 1 : 1. Die Zellsuspension wird in 2-ml-Einfrierröhrchen (Nunc Als, Kamstrup, Roskilde, Dänemark; Bestellnummer: 3-63-401-) aliquotiert, so daß pro Röhrchen mindestens $5 \cdot 10^6$ Zellen entfallen.

Sodann erfolgt das kontrollierte Einfrieren der Zellen auf $-90\,°C$ und die Überführung in den Probenlagerbehälter.

Die Schematische Darstellung der Separation von Lymphozyten/Monozyten aus dem peripheren Schweineblut ist im folgenden dargestellt.

| | |
|---|---|
| Separation | 20 ml heparinisiertes Schweineblut + 30 ml PBS |
| | Je 25 ml verdünntes Schweineblut + 15 ml Ficoll Paque |
| | Zentrifugation bei Raumtemperatur und 800 g für 30 min |
| | Lymphozyten-Monozyten-Bande + PBS |
| | Zentrifugation bei Raumtemperatur und 800 g für 10 min |
| | Pellet (Lymphozyten/Monozyten) + PBS-2,5-%-FCS |
| Waschung | 2mal Zentrifugation bei Raumtemperatur und 400 g für 10 min |
| | Pellet + Einfriermedium I |
| | Zellzählung |
| | Zugabe von Einfriermedium II |
| | Kryokonservierung |

## 2.3.2 Zellzählung

Für die Zellzählung wird Trypan-Blau-Essigsäure-Gebrauchslösung verwendet. Durch die Essigsäure wird eine Hämolyse von Erythrozyten erreicht, während abgestorbene Zellen durch Trypan Blau angefärbt werden. Für die Zellzählung wird eine Verdünnungsreihe der Zellsuspension mit Trypan-Blau-Essigsäure-Gebrauchslösung in Stufen von 1 : 2, 1 : 4 über 1 : 8 bis 1 : 16 hergestellt. Die Zellzählung erfolgt unter dem Phasenkontrastmikroskop bei einer 400fachen Vergrößerung in einer Neubauer-Zählkammer. Es werden mindestens 100 Zellen gezählt. Die Zellzahl pro ml wird bestimmt, indem die Zellzahl in einem großen Quadrant (bestehend aus 16 Einzelquadranten) mit dem Verdünnungsfaktor und $10^4$ multipliziert wird. Die Gesamtzellzahl errechnet sich dann aus dem Produkt der ermittelten Zellen pro ml und dem Volumen der Zellsuspension. Der Anteil von abgestorbenen Zellen wird in Prozent der Gesamtzellzahl angegeben und gilt als Indikator für die schonende Zellseparation. Abgestorbene Zellen gehen nicht in die Bestimmung der einzufrierenden Gesamtzellzahl ein.

### 2.3.3 Kryokonservierung

Die Einfrierkammer wird über den Kryobehälter Jupiter mit Stickstoff versorgt. Biologisches Material, das in die Einfrierkammer kommt, wird kontrolliert von 0 °C in programmierten konsekutiven Schritten auf eine Temperatur von −90 °C heruntergefroren.

#### 2.3.3.1 Einfrierprogramm

Das Einfrierprogramm, das für die Kryokonservierung der peripheren mononuklären Zellen des Schweins verwendet wird, gliedert sich in 8 Stufen (Tabelle 1):

**Tabelle 1.** Einfrierprogramm für die Kryokonservierung der Lymphozyten/Monozyten des peripheren Schweineblutes

| Programmstufe | Kühlung (°C min) | Auf °C/bzw. Zeit (min) | |
|---|---|---|---|
| 1 | − 2,0 | − 1 | |
| 2 | ± 0,0 | | /15 |
| 3 | − 1,2 | −11 | |
| 4 | −28,0 | −39 | |
| 5 | ± 0,0 | | /10 |
| 6 | − 1,0 | −45 | |
| 7 | − 2,0 | −60 | |
| 8 | − 3,0 | −90 | |

*1. Stufe.* Kühlung von Raumtemperatur auf eine Temperatur von −1 °C bei einer Kühlgeschwindigkeit von −2,0 °C/min.

*2. Stufe.* Die Temperatur innerhalb der Kammer wird für 15 min auf −1 °C gehalten. Diese Periode dient zum Beschicken der Einfrierkammer.

*3. Stufe.* Die Temperatur der Einfrierkammer wird in Schritten von −1,2 °C/min auf −11 °C abgesenkt.

*4. Stufe.* Die Temperatur der Einfrierkammer wird um −28,0 °C/min auf −39 °C abgesenkt. Dieser Schritt dient dazu, die Kristallisationswärme abzufangen.

*5. Stufe.* Für 10 min wird die Temperatur innerhalb der Einfrierkammer bei −39,0 °C gehalten.

*6. Stufe.* Die weitere Absenkung erfolgt auf −45 °C mit einer Kühlgeschwindigkeit von −1 °C/min.

*7. Stufe.* Eine weitere Absenkung erfolgt auf −60 °C bei einer Kühlgeschwindigkeit von −2,0 °C/min.

*8. Stufe.* Der letzte Kühlschritt umfaßt die Absenkung der Temperatur der Einfrierkammekr um −3 °C/min auf eine Endtemperatur von −90 °C.

Nach Erreichen der Programmstufe 8 werden die Zellen aus der Einfrierkammer entfernt und in den Probenlagerbehälter Chronos überführt, wo sie bei einer Temperatur von −130 bis −196 °C (Gas- bzw. Flüssigphase) aufbewahrt werden.

*2.3.3.2 Dokumentation*

Jeder Einfriervorgang wird mittels Temperaturschreiber dokumentiert; Abb. 1 veranschaulicht eine typische Einfrierkurve.

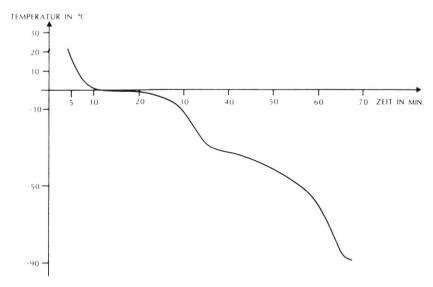

**Abb. 1.** Einfrierkurve bei der Kryokonservierung von Lymphozyten/Monozyten des peripheren Schweineblutes

### 2.3.4 Auftauen von Zellen

Die aufzutauenden Zellen werden dem Stickstoffbehälter Chronos entnommen und bei 37 °C im Wasserbad aufgetaut.

Die Zellen werden vollständig in ein 15-ml-Röhrchen (Falcon 2095, Becton Dickinson Labware, Heidelberg) mit 2 ml Einmalpipetten (Typ Serological 2 ml; Bestellnummer: 7507; Becton Dickinson) überführt. Der Zellsuspension wird tropfenweise RPMI-Medium unter Schütteln zugegeben, bis ein Gesamtvolumen von 15 ml erreicht ist. Nach Zentrifugation (bei 400 g für 10 min bei 10 °C) wird nochmals gewaschen und dann werden die Zellen in einem Volumen von 2 ml gezählt.

### 2.3.5 Immunfluoreszenz

Nach Zellzählung der aufgetauten Zellsuspension erfolgen alle weiteren Schritte bei 4 °C und alle Zentrifugationen für 5 min bei 400 g. Je $10^6$ Zellen werden in ein Eppendorfröhrchen gegeben (Fassungsvermögen 1,5 ml) und nach Zentrifugation wird der Überstand mit der Wasserstrahlpumpe abgesaugt. Als erstes werden in allen Proben die Fc-Rezeptoren mit 25 $\mu$l aggregiertem humanen Immunglobulin blockiert. Nach 15 min erfolgt die Zugabe spezifischer monoklonaler Antikörper bzw. der Kontrollen. Nach dem angegebenen Schema (Tabelle 2) werden unverdünnte Hybridomüberstände oder kommerzielle Isotypkontrollen hinzugegeben. Nach Inkubation und Waschen wird der Anti-Maus-Ig-

Antikörper (Fluoreszein-konjungiert) (Goat-anti-mouse-Ig-FITC) dazu pipettiert. Jetzt werden die Röhrchen gut abgedunkelt gehalten. Nach abschließendem Waschen werden die Zellen in 30 $\mu$l IF-Puffer resuspendiert.

Je 10 $\mu$l eines jeden Ansatzes werden auf einen Objektträger gegeben und es erfolgt der luftdichte Abschluß mit Nagellack. Die Präparate werden abgedunkelt bei einer Temperatur von 4 °C gelagert und unter dem Fluoreszenzmikroskop ausgewertet. Die restlichen Ansätze werden mit 300 $\mu$l einer 1%igen Parformaldehydlösung konserviert.

Der Ansatz für die Immunfluoreszenz ist in Tabelle 2 dargestellt.

**Tabelle 2.** Immunfluoreszenz peripherer mononukleärer Zellen beim Schwein. *PFA-Fixation* Fixation mit Parformaldehyd; *FACS* Durchflußzytometrieanalyse

| Ansatz | | 25 $\mu$l aggr. Ig | | 25 $\mu$l spez. AK | 50 $\mu$l Goat-anti-mouse-Ig-FITC 1 : 20 | |
|---|---|---|---|---|---|---|
| 1 | 0 | + | ⎫ | − | + | 30 min auf Eis, |
| 2 | B | + | ⎪ 15 min | HB 140 | + | 2mal Waschen mit IF-Puffer, |
| 3 | UPC 10 | + | ⎬ auf Eis | UPC 1 : 50 | + | Zugabe von 30 $\mu$l IF-Puffer |
| 4 | Mono | + | ⎪ | HB 142 | + | −mikroskopisches Präparat |
| 5 | MOPC 21 | + | ⎭ | MOPC 1 : 50 | + | −PFA-Fixation FACS |

### 2.3.5.1 Mikroskopische Auswertung der Immunfluoreszenz

Die Präparate werden innerhalb von 6 h unter dem Fluoreszenzlichtmikroskop mit Phasenkontrasteinrichtung ausgewertet. Es werden pro Präparat ca. 200 Zellen ausgezählt. Dabei wird der prozentuale Anteil von positiven, d.h. fluoreszeinmarkierten Zellen an den Gesamtzellen angegeben.

### 2.3.5.2 Durchflußzytometrie (FACS-Analyse)

Die Bestimmung der Immunfluoreszenz in der Durchflußzytometrie erfolgt mit einem EPICS V (Coulter Electronics) oder einem FACS scan Gerät (Becton Dickinson), die am Institut für Immunologie zur Verfügung stehen. Entsprechend den Lichtstreuungssignalen werden die Lymphozyten- und Monozytenpopulationen eingegrenzt und die Fluoreszenzsignale für mindestens 10 000 Zellen aufgenommen. Der Prozentsatz positiver Zellen wird in Ein-Parameter-Histogrammen im Vergleich zur jeweiligen Isotypkontrolle bestimmt.

### 2.3.6 Messung von reaktivem Sauerstoff

### 2.3.6.1 Grundlage

Um die intrazelluläre Bildung von Wasserstoffperoxid ($H_2O_2$) in Monozyten zu messen, gingen wir nach der von Bass 1983 beschriebenen Methode vor [16].

Die Zellen werden mit 2',7'-Dichlorofluoreszin-diacetat (DCF-DA) inkubiert. Dieses Reagenz durchdringt aufgrund seiner Lipophilie die Zellmambranen. Im Zellinneren erfolgt eine durch Esterasen katalysierte Desacetylierung des Moleküls zu 2',7'-Dichlorofluoreszein, das als polare Verbindung die Zelle nicht mehr verlassen kann.

Die Zugabe von Phorbol-myristat-acetat (PMA) stimuliert die Zelle zur Bildung von Wasserstoffsuperoxid, einem starken Oxidationsmittel, das das 2',7'-Dichlorofluoreszin oxidiert; es entsteht ein grünfluoreszierender Farbstoff.

Die Intensität der in der Durchflußzytometrie gemessenen Grünfluoreszenz ist von der Menge des oxidierten DCF und damit von der Menge des von der Zelle gebildeten Wasserstoffsuperoxids abhängig.

### 2.3.6.2 Versuchsdurchführung

Die aufgetauten Zellen (ca. $20 \cdot 10^6$ Zellen pro Spendertier) werden in 10 ml RPMI 1640 + 10 % FCS aufgenommen und 10 min lang bei 400 g zentrifugiert. Dieser Waschvorgang wird wiederholt und die Zellen danach in 4,5 ml RPMI 1640 + 10 % FCS resuspendiert und im Wasserbad bei 37 °C inkubiert.

1,2 mg DCF-DA werden in 0,5 ml Äthanol gelöst. 10 $\mu$l dieser Stammlösung werden dann in 10 ml PBS-Gelatine (PBS 0,1 %) eingebracht und davon 0,5 ml zur Zellprobe zugegeben. Die Endkonzentration von DCF-DA beträgt somit 0,1 $\mu$mol/ml.

Aus diesem Ansatz wird eine Probe (Probe 0/keine PMA-Stimulation) von 0,5 ml entnommen und getrennt weiterinkubiert. Zu den verbleibenden Zellen (Probe 1) werden 500 ng/ml PMA (Sigma) gemischt. Nach 30 min Inkubation bei 37 °C und weiteren 120 min bei 20° wird mit einem EPICS V Durchflußzytometer die Fluoreszenzintensität beider Proben gemessen, wobei entsprechend den Lichtstreuungssignalen nur die Monozyten analysiert werden. Es werden 3000–5000 Ereignisse gemessen. Die Differenz der Mittelwerte (Probe 1 – Probe 0) der Fluoreszenzintensitäten, angegeben als Kanaldifferenz, korreliert mit der Bildung von reaktivem Sauerstoff.

## 2.4 Spezifische Antikörpermessungen im Schweineserum

### 2.4.1 Prinzip des Enzymimmunoassays

Für die Enzymimmunoassays (ELISA) zur Bestimmung von spezifischen Antikörpern gegen Tetanustoxoid und Pneumokokkenpolysaccharid Typ 6 B kommen ausschließlich Mikrotiterplatten mit flachem Boden der Fa. Greiner, Nürtingen, (flat-Bottom, high-Affinity) zur Anwendung.

Die Platten werden mit dem Antigen beschichtet, gegen das sich die zu messenden spezifischen Antikörper richten. Danach erfolgt die Zugabe der zu bestimmenden Schweineseren in aufsteigenden Verdünnungen. Nach Inkubation und Waschung schließt sich die Zugabe eines an Peroxidase gekoppelten Ziegenantiserums an, das sich spezifisch gegen Schweineimmunglobuline der IgG-Klasse richtet. Nach Zugabe eines chromogenen Substrats wird durch die Peroxidase eine Farbreaktion vermittelt, die an einem Photometer (ELISA-Reader) mittels der Extinktionsmessung quantifizierbar ist. Dabei korreliert die Höhe der Extinktion direkt mit der gebundenen Enzymmenge, die wiederum direkt mit der Konzentration an spezifischen Antikörpern im Schweineserum korreliert ist. Abb. 2 zeigt das Prinzip des Enzymimmunoassays.

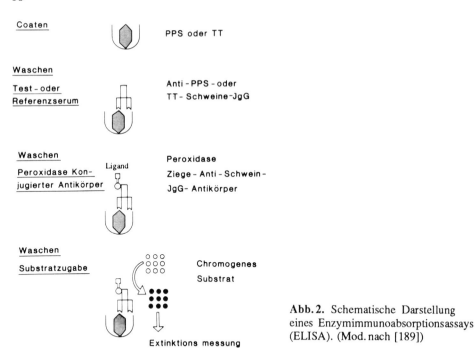

**Abb. 2.** Schematische Darstellung eines Enzymimmunoabsorptionsassays (ELISA). (Mod. nach [189])

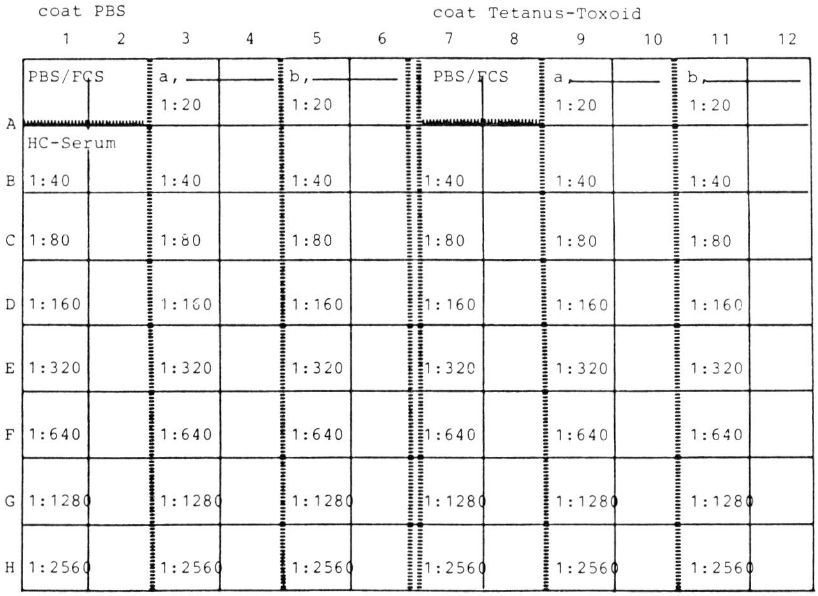

| | coat PBS | | | | | | coat Tetanus-Toxoid | | | | | |
|---|---|---|---|---|---|---|---|---|---|---|---|---|
| | 1 | 2 | 3 | 4 | 5 | 6 | 7 | 8 | 9 | 10 | 11 | 12 |
| A | PBS/FCS | | a, ——— 1:20 | | b, ——— 1:20 | | PBS/FCS | | a ——— 1:20 | | b, ——— 1:20 | |
| B | HC-Serum 1:40 | | 1:40 | | 1:40 | | 1:40 | | 1:40 | | 1:40 | |
| C | 1:80 | | 1:80 | | 1:80 | | 1:80 | | 1:80 | | 1:80 | |
| D | 1:160 | | 1:160 | | 1:160 | | 1:160 | | 1:160 | | 1:160 | |
| E | 1:320 | | 1:320 | | 1:320 | | 1:320 | | 1:320 | | 1:320 | |
| F | 1:640 | | 1:640 | | 1:640 | | 1:640 | | 1:640 | | 1:640 | |
| G | 1:1280 | | 1:1280 | | 1:1280 | | 1:1280 | | 1:1280 | | 1:1280 | |
| H | 1:2560 | | 1:2560 | | 1:2560 | | 1:2560 | | 1:2560 | | 1:2560 | |

**Abb. 3.** Schema für den tetanusspezifischen IgG-ELISA (1:20 – 1:2560 = Verdünnung der verschiedenen Sera)

### 2.4.2 Bestimmung der tetanusspezifischen Antikörper vom IgG-Typ (Tetanus-ELISA für IgG)

Mikrotiterplatten werden entsprechend des in Abb. 3 aufgezeigten Schemas teils mit 100 $\mu$l PBS, teils mit Tetanustoxoid (100 $\mu$l = 0,1 $\mu$g pro Vertiefung; Well) beschichtet und bei 4 °C über Nacht inkubiert. Danach erfolgt das 3malige Waschen der Platten in PBS-Lösung. Die Blockung erfolgt mit 200 $\mu$l PBS/BSA 2 % über 2 h bei 20 °C. Danach wird das PBS/BSA 2 % verworfen. Die Antigen-Antikörper-Reaktion erfolgt durch Zugabe des positiven Kontrollserums bzw. der zu bestimmenden Schweinesera in Verdünnungen mit PBS/BSA 0,5 % entsprechend des in Abb. 3 gezeigten Schemas, in einer Menge von 100 $\mu$l pro Vertiefung. Die Inkubation erfolgt für 1 h bei 20 °C. Nach einem 5maligen Waschvorgang mit PBS erfolgt die Zugabe von Ziege-Anti-Schwein-IgG-peroxidasekonjugiert, das mit PBS auf 1 : 1000 verdünnt wurde, in einer Menge von 100 $\mu$l. Die Inkubationsdauer beträgt 1 h bei 20 °C. Danach erfolgt ein 10maliger Waschvorgang und die Zugabe von Substrat o-Phenylendiamin in einer Menge von 100 $\mu$l. Die Messung der Extinktion erfolgt 5 min nach Zugabe des Substrats im ELISA-Reader bei einer Wellenlänge von 450 bzw. 630 nm. Als Leerwert gilt PBS, dessen Extinktion von den Extinktionswerten des positiven Kontrollserums bzw. der zu bestimmenden Schweinesera abgezogen wird.

### 2.4.3 Bestimmung der Pneumokokkenpolysaccharid-6B-spezifischen Antikörper vom IgG-Typ (Pneumokokken-6B-IgG-ELISA)

Die Mikrotiterplatten werden mit je 100 $\mu$l einer Pneumokokkenpolysaccharid-6B-Lösung (0,1 ml), die mit PBS im Verhältnis 1 : 20 auf 5 $\mu$g/ml verdünnt wurde, beschickt und bei 37 °C über Nacht inkubiert (Abb. 4).

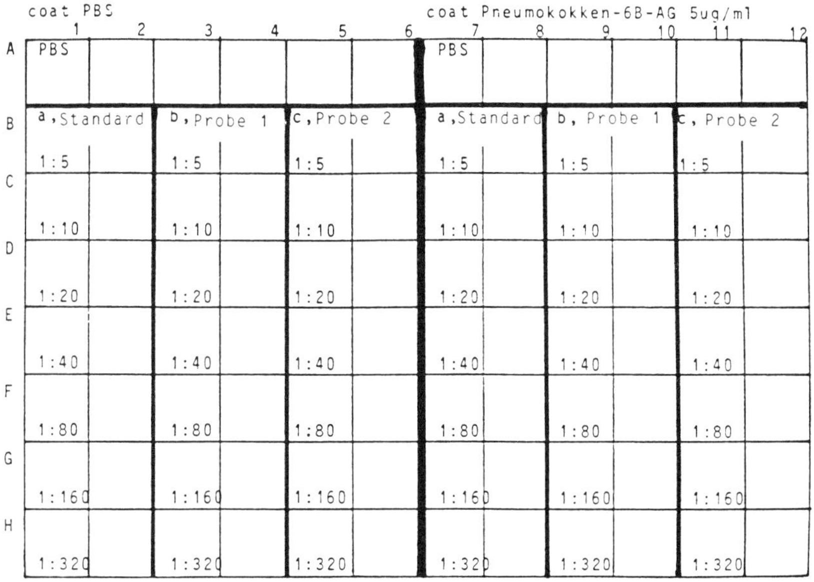

**Abb. 4.** Schema für Pneumokokkenpolysaccharid-6B-spezifischen IgG-ELISA 1 : 5 – 1 : 320 (= Verdünnung der verschiedenen Sera)

Nach 3maliger Waschung mit PBS erfolgt zur Blockade die Zugabe von 200 $\mu$l einer PBS/BSA 2%-Lösung für 2 h bei 37 °C.

Nach Verwerfen des nicht gebundenen PBS/BSA 2% erfolgt die Zugabe des positiven Kontrollserums bzw. der zu bestimmenden Schweinesera entsprechend dem in Abb. 4 gezeigten Schema in Verdünnungen mit PBS/BSA 0,5% von 1:5 bis 1:320 in einer Menge von 100 $\mu$l und die Inkubation für 1 h bei 37 °C.

Einem 5maligen Waschvorgang mit PBS schließt sich die Zugabe von 100 $\mu$l/well eines mit PBS auf 1:1000 verdünnten Ziege-Anti-Schwein-IgG-peroxidasekonjungierten Antikörper für 1 h bei 37 °C an.

Nach 10maligem Waschen folgt die Substratzugabe (o-Phenylendiamin) (100 $\mu$l) und die Messung nach 5 min im ELISA-Reader.

## 2.5 Blutuntersuchungen

### 2.5.1 Technik der Routineblutentnahmen

Alle Blutentnahmen, die nicht unmittelbar im Zusammenhang mit anderen Eingriffen wie Sepsis oder Operation stehen, werden beim prämedizierten Schwein in der von Ragan 1975 [184] angegebenen Technik durchgeführt. Dazu wird das Schwein in Rückenlage auf einem Spezialblock fixiert und die V. jugularis interna mit einer Kanüle (19 G) punktiert.

Routinemäßig werden bei jedem Tier in festgelegten Zeitabständen 2 ml EDTA-Blut (Blutbild), 10 ml Zitratblut (1:10) (Deltapharma, Pfullingen) (zur Plasmagewinnung), 20 ml Nativblut (zur Serumgewinnung) und 20 ml Heparinblut (0,1 ml Heparin novo auf 20 ml Blut) (zur Analyse der mononukleären Zellen des peripheren Blutes) entnommen.

Für die Gewinnung von Schweineplasma erfolgt die Zentrifugation für 10 min bei Raumtemperatur bei 3000 g, der Überstand wird in Eppendorfgefäße aliquotiert und bei −20 °C eingefroren.

Nativblut wird zur Serumgewinnung bei 3000 g für 10 min bei Raumtemperatur zentrifugiert, der Überstand in Eppendorfgefäße aliquotiert und bei −20 °C eingefroren.

### 2.5.2 Hämatologische Untersuchungen

Mit einem Contraves-Dilutor Typ 3121 C (Contraves, Zürich) wird EDTA-Blut entsprechend verdünnt und folgende Parameter in einem automatischen Blutanalysator des Typs Contraves Autolyzer 800 (Contraves) bestimmt:

Gesamtleukozytenzahl/$\mu$l Blut, Gesamterythrozytenzahl/$\mu$l Blut, Gesamtthrombozytenzahl/$\mu$l Blut, Gesamthämoglobin (g/100 $\mu$l), Gesamthämatokrit (%). Zusätzlich werden Differentialblutbilder nach Ausstreichen von je 1 ml EDTA-Blut auf Objektträgern und Färbung mit May-Grünwald-Lösung angefertigt.

### 2.5.3 Gesamteiweiß im Serum

Die Bestimmung des Gesamteiweiß im Serum, basierend auf der Biuretmethode, wird im Routinelabor der Chirurgischen Klinik Innenstadt durchgeführt.

## 2.6 Operationen

### 2.6.1 Versuchstiere

Als Versuchstiere werden weibliche Göttinger Minischweine (10–14 Wochen alt) mit einem Gewicht zwischen 4 und 10,5 kg verwandt. Die Versuchstiere werden aus dem Versuchsgut für Tierzucht der Universität Göttingen in Dassel-Rellihausen bezogen und unter Standardlaborbedingungen gehalten. Die Tiere erhalten handelsübliches Schweinefutter und haben freien Zugang zu Wasser. Jeder Eingriff am Tier wird nach 12stündiger Nahrungskarenz und Prämedikation in Narkose durchgeführt.

Für die Etablierung des Pneumokokken-Septikämie-Modells kommen weibliche Hausschweine (14–18 Wochen alt) (Fa. Berthold, Dachau) mit einem Körpergewicht zwischen 16 und 25 kg zur Anwendung. Die Versuche wurden mit Genehmigung der Regierung von Oberbayern entsprechend den Bestimmungen des Tierschutzgesetzes durchgeführt.

### 2.6.2 Prämedikation

Den Versuchstieren wird Azaperon (Stresnil-Janssen, Neuss) intramuskulär in einer Dosierung von 0,5 ml/kg KG intramuskulär injiziert. Danach erhalten die Tiere eine intreperitoneale Injektion von 1-(o-Methylbenzyl-)inidazol-5-Carbonsäure-Methylester-Hydrochlorid (Hypnodil-Janssen, Neuss) in einer Dosierung von 0,15 ml/kg KG.

### 2.6.3 Narkose

Nach Prämedikation erfolgt die Punktion einer Ohrvene mit einem Infusionsbesteck LEM 21 G (Labomed Ripalta, Cremasca, Italien) und die Infusion mit physiologischer steriler Kochsalzlösung (Braun, Melsungen) in einer Tropfgeschwindigkeit von 42 ml/h.

Zur Aufrechterhaltung der Narkose erfolgt die bedarfsgerechte intravenöse Gabe von Stresnil und Hypnodil.

### 2.6.4 Operative Eingriffe

#### 2.6.4.1 Lagerung und Vorbereitung der Tiere

Nach 12stündiger Nahrungskarenz wird in Narkose das Operationsgebiet mechanisch mit Wasser und Seife gereinigt. Die Operationen werden in Rechtsseitenlage unter sterilen Kautelen durchgeführt. Die Tiere werden nach Hautinzision randomisiert auf 4 Gruppen verteilt. Zu einem Operationstermin werden je 4 Tiere operiert.

#### 2.6.4.2 Operationen

*Gruppe A: Scheinoperation*
Nach Rippenbogenrandinzision links von etwa 5 cm Länge erfolgt die Eröffnung des Peritoneums, die Mobilisation der Milz und der schichtweise Bauchdeckenverschluß mit atraumatischen Einzelknopfnähten (Vicryl 4/0, Hamburg).

*Gruppe B: Splenektomie*

Nach Darstellung der Milz werden die gastroepiploischen Gefäße milznah ligiert, sodann das Lig. gastrolienale bis zum Milzhilus unter Durchtrennung der Vasa gastricae breves präpariert, wo häufig eine Dissektion des Pankreasschwanzes von der Milz notwendig ist. Nach Unterfahren der Hilusgebilde und Absetzten der Milz zwischen Overholt-Klemmen sowie Ligatur mit Vicryl-3/0-Ligaturen erfolgt nach sorgfältiger Kontrolle des Operationsgebietes auf Bluttrockenheit der schichtweise Laparotomieverschluß.

*Gruppe C: 2/3-Teilresektion der Milz*

Nach Ligatur und milznaher Durchtrennung der gastroepiploischen Gefäße wird die Milz mobilisiert und das Lig. gastrolienale bis zum Milzhilus präpariert. Die Milz wird vermessen und der zentrale Drittelpunkt markiert.

A. und V. lienalis verlaufen tangential an der Facies dorsalis der Milz in einem Sulcus und geben dort Segmentgefäße ab. Abb. 5 zeigt einen intraoperativen Situs zur Anatomie und Gefäßversorgung der Milz. Durch die segmentale Gefäßversorgung wird eine Teilresektion technisch erheblich erleichtert.

Einen Zentimeter zentral der geplanten Absetzungsstelle der Milz erfolgt an der Facies dorsalis die Mobilisation der A. und V. lienalis mit feinen Overholt-Klemmen (Abb. 6) und die zentrale Ligatur beider Gefäße. Die Milz wird 1 cm peripher dieser Ligatur abgesetzt.

Zur Blutstillung werden feine atraumatische Matratzennähte der Stärke Vicryl 5/0 angelegt (Fa. Ethicon, Hamburg). Kleinere Gefäße an der Schnittfläche werden selektiv koaguliert. Die Hilusgebilde sowie die kurzen gastrischen Gefäße bleiben intakt. Abb. 7 zeigt den Situs nach Abschluß der Teilresektion der Milz. Nach Kontrolle auf Bluttrockenheit erfolgt der schichtweise Verschluß der Laparotomie.

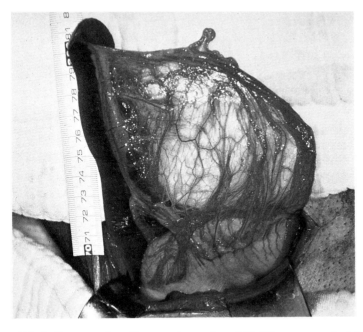

**Abb. 5.** Intraoperativer Situs zur Anatomie und Gefäßversorgung der Milz

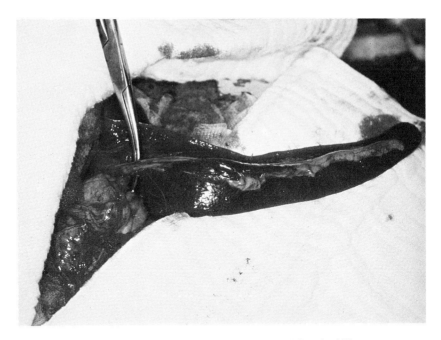

**Abb. 6.** Mobilisation der A. und V. lienalis zur 2/3-Resektion der Milz

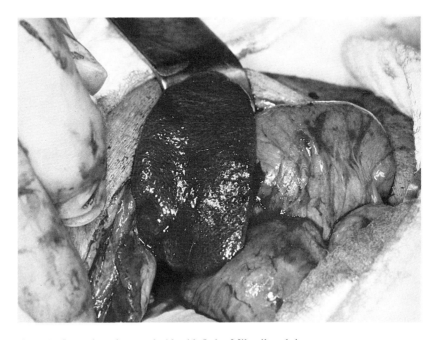

**Abb. 7.** Operationssitus nach Abschluß der Milzteilresektion

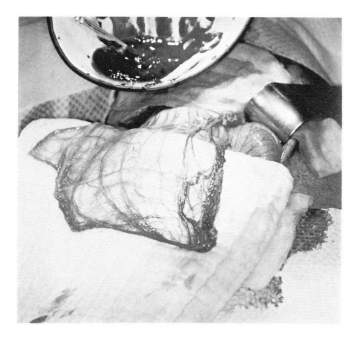

**Abb. 8.** Autotransplantation der Milz: Bestreichen des Omentum majus mit dem Milzbrei

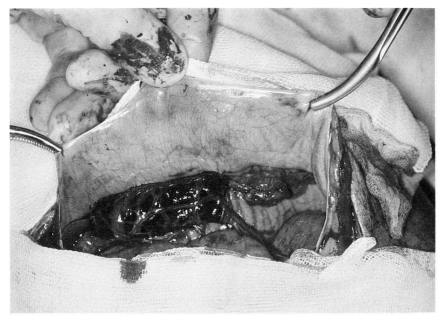

**Abb. 9.** Autotransplantation der Milz: An der lateralen Bauchwand fixierte Omentumtasche

*Gruppe D: Autotransplantation der Milz*

Nach Splenektomie in typischer Weise sowie Vermessen und Wiegen der Milz erfolgt im frischen blutgefüllten Zustand die Resektion von 1/3 der Milz (1/3 des Milzgewichts). Das Milzsegment wird entkapselt und auf einer Raspel in der von Seufert et al. 1986 [208, 209] angegebenen Technik fragmentiert. Nach Bestreichen des Omentum majus mit diesem Milzbrei (Abb. 8) wird das große Netz eingerollt, so daß eine Omentumtasche resultiert. Die Omentumtasche wird durch atraumatische Einzelknopfnähte (Vicryl 5/0) gesichert. Danach wird die Tasche mit 2 Vicryl 4/0 Einzelknopfnähten an der inneren lateralen Bauchwand fixiert (Abb. 9). Nach Kontrolle auf Bluttrockenheit erfolgt der schichtweise Laparotomieverschluß.

Die Tiere werden für eine Periode von 10 Tagen postoperativ beobachtet, die Fäden am 8. Tag entfernt. Danach erfolgt der Transport der Tiere in das Landwirtschaftliche Gut Josef Berthold, Dachau, wo alle Tiere bis zur Durchführung der Sepsis verbleiben. Der Rücktransport der Tiere erfolgt je 1 Woche vor Induktion der Sepsisversuche in die Tierställe der experimentell-chirurgischen Abteilung.

## 2.7 Vakzinationsexperimente

Insgesamt werden 44 Tiere der Gruppen A–D ohne weitere Vorbehandlung für die Sepsisversuche eingesetzt (s. Abschn. 8.5), während 41 Tiere der Gruppen A–D der Vakzinationsgruppe zugeteilt werden. Diese Tiere werden randomisiert auf 2 Untergruppen (Immunisation mit und ohne MTP-PE) verteilt, so daß 8 Untergruppen resultieren.

Die Gruppen mit MTP-PE erhalten jeweils gleichzeitig mit dem jeweiligen Antigen das MTP-PE intramuskulär. Der Zeitplan für die Immunisation ist in Abb. 10 dargestellt.

Drei Monate nach Operation erfolgt eine einmalige Immunisation mit 6 LF-Tetanustoxoid intramuskulär, die Antikörperwentwicklung wird innerhalb eines Zeitraums von 8 Wochen nach der Immunisation verfolgt und analysiert. Zwanzig Wochen nach der Operation erfolgt die Immunisation mit Pneumokokken-6B-Polysaccharid intramuskulär in einer Dosierung von 25 $\mu$g. Auch nach der Pneumokokkenvakzination werden die spezifischen Antikörper über einen Zeitraum von 8 Wochen bestimmt.

Das Blutentnahmeschema für die Vakzinationsgruppen wird in Abb. 11 veranschaulicht. Nach einer präoperativen Blutabnahme und einer Abnahme unmittelbar vor der Immunisation folgen Blutentnahmen im Abstand von 1, 2, 4 und 8 Wochen nach Immunisation. Nach der Immunisation mit Pneumokokken-6B-Polysaccharid wird Blut wiederum im Abstand von 1, 2, 4 und 8 Wochen nach Immunisation entnommen.

Zu jedem Zeitpunkt werden die normalen Routineblutentnahmen (EDTA-Blut, Zitratplasma, Serum, Heparinblut zur Analyse mononukleärer Zellen) gewonnen.

28 Wochen nach Operation werden die Tiere dann der experimentellen Sepsis zugeführt. Die Tiere, die mit Zusatz von MTP-PE immunisiert worden waren, erhalten 24 h vor Induktion der Sepsis das Muramylpeptid in einer Dosierung von 1 mg intravenös über die Ohrvene appliziert, während den Tieren ohne MTP-PE zum gleichen Zeitpunkt Liposomen allein intravenös verabreicht werden.

24

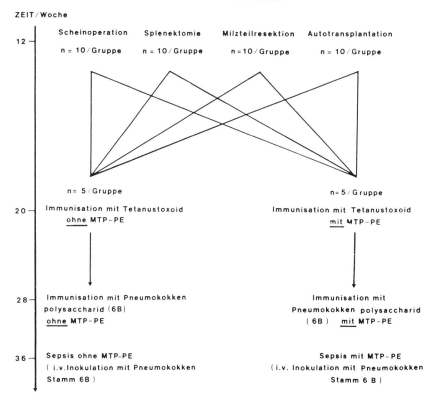

**Abb. 10.** Versuchsplan der Vakzinationsexperimente

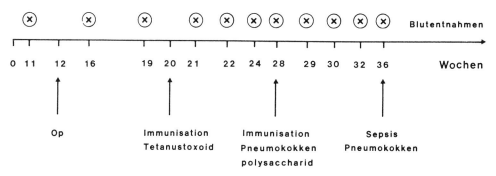

**Abb. 11.** Blutentnahmeschema der Vakzinationsexperimente

## 2.8 Experimentelle Pneumokokkensepsis

### 2.8.1 Pneumokokken

Pneumokokken des Serotyps 6B (Charge-Nr.: 643) und des Serotyps 1 (Charge-Nr.: 522) werden von Prof. Dr. med. R. Lütticken, Hygieneinstitut der Universität Köln, zur Verfügung gestellt und nach Anzüchtung in Brain-heart-Solution aliquotiert und bei $-70\,°C$ eingefroren. Zur Erhaltung der Virulenz erfolgt die wöchentliche Passage in Balb C/c Mäusen (Savo, Kisslegg) und die Gewinnung von Pneumokokkensubkulturen, die in 100 ml Brain-heart-Bouillon für 6 h im Brutschrank bei $37\,°C$ inkubiert werden.

Die Pneumokokkensuspension wird in einer Ultrazentrifuge für 20 min bei 3000 g und $20\,°C$ zentrifugiert und der Überstand dekantiert. Das Pellet wird mit Hanks-Lösung bis auf 100 ml Gesamtvolumen resuspendiert und für 1 min auf einem Vortex-Mischer durchgemischt. Dieser Waschvorgang wird 2mal wiederholt, die Pneumokokken werden bis zur gewünschten Konzentration ($10^9$ Keime/ml) in Hanks-Lösung aufgeschwemmt. Die Bestimmung der Keimkonzentration erfolgt nach der von McFarland angegebenen Trübungsmethode im Vergleich mit Referenzproben, eine Bestätigung durch Anlage von quantitativen Kulturen aus einer aufsteigenden Verdünnungsreihe in Hanks-Lösung auf Blutagarplatten, die für 24 h bei $37\,°C$ inkubiert werden.

Die Pneumokokkensuspension wird als Bolus innerhalb 1 h nach Fertigstellung den entsprechenden Versuchstieren über die Ohrvene appliziert.

### 2.8.2 Vorbereitung der Tiere zur Sepsis

Bei allen Sepsistieren erfolgte in Narkose die Anlage eines zentralvenösen Katheters für Serienblutabnahmen in einer Modifikation der von Christison 1969 [43] angegebenen Technik. Dazu wird in Rechtsseitenlage der Tiere unter aseptischen Kautelen nach paramedianer Halsinzision die V. jugularis externa zentral des Konfluenz der V. fascialis und V. maxillaris dargestellt (Abb. 12).

Nach Eröffnung der perivenösen Scheide auf einer Strecke von 4 cm und Mobilisation der Vene erfolgt die kraniale Ligatur der Vene mit Vicryl-4/o-Ligaturen (Ethicon). Nach Plazierung einer kaudalen Ligatur, die noch nicht geknotet wird, wird die Venae sectio durchgeführt und ein zentralvenöser Katheter in die V. cava superior plaziert (Vygon, Aachen). Der Katheter wird durch Ligatur in der Vene fixiert, durch Anlage einer zweiten Ligatur gesichert. Danach erfolgt die subkutane Tunnelung nach dorsal, unmittelbar hinter dem Ohr der ipsilateralen Seite, und eine Hautinzision von etwa 3 cm Länge. Der Katheter wird durch diesen Tunnel nach dorsal gezogen und mit einer Vicryl-4/0-Naht an der Subkutis der dorsalen Hautinzision fixiert; die dorsale Hautinzision wird durch Vicryl-3/0-Nähte verschlossen, so daß der Katheter mit seinem Ansatzstück gerade über Hautniveau liegt. Der Katheter wird durch einen fixierenden Pflasterverband gesichert. Die Lage des Katheters ist in Abb. 13 dargestellt. Sodann erfolgt nach sorgfältiger Blutstillung der schichtweise Wundverschluß der Halsinzision mit atraumatischen Vicryl-3/0-Einzelknopfnähten und der Verschluß der Haut mit atraumatischen Prolene-3/0-Einzelknopfnähten (Ethicon). Nach jeder Blutentnahme wird der Katheter mit 2 ml einer Heparin-Kochsalzlösung (1:10) (1 ml = 500 I.E. Heparin-Natrium) (Heparin-Natrium, Braun, Melsungen) gespült.

26

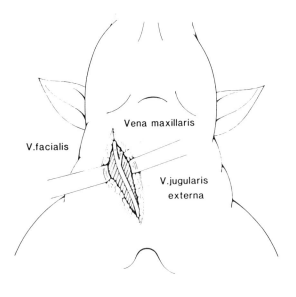

Abb. 12. Schematische Darstellung des anatomischen Situs der
V. jugularis externa. (Mod. nach [43])

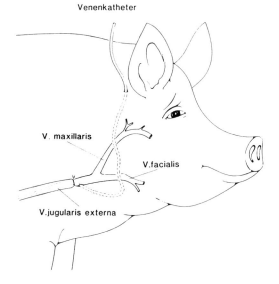

Abb. 13. Lage des zentralvenösen
Katheters. (Mod. nach [43])

## 2.8.3 Quantitative Blutkulturen

Nach Injektion der Pneumokokkensuspension in die Ohrvene erfolgt über den zentralvenösen Katheter die Abnahme von EDTA-Blut in sterilen EDTA-Röhrchen entsprechend
dem Schema (Abb. 14), um Aussagen über die Elimination der Pneumokokken aus dem
peripheren Blut zu gewinnen. Zusätzlich werden bei den mit einem Kreuz entsprechend
gekennzeichneten Zeitpunkten 10 ml Zitratblut und 10 ml Blut zur Serumgewinnungg
entnommen.

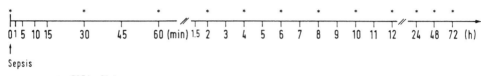

**Abb. 14.** Blutentnahmeschema bei experimenteller Pneumokokkenseptikämie

Mit Hanks-Lösung wird eine Verdünnungsreihe von 0,5 ml EDTA-Blut über Verdünnungen von 1 : 10, 1 : 100, 1 : 1000, 1 : 10 000 bis zu 1 : 100 000 angelegt. Im Doppelansatz werden je 0,1 ml jeder Verdünnung auf einer Vollblutagarplatte ausgespatelt und für 24 h im Brutschrank bei 37 °C inkubiert. Anschließend werden für jede Verdünnung die Anzahl der Kolonien/ml Blut (CFU/ml) bestimmt.

Zu den in Abb. 14 mit einem Kreuz gekennzeichneten Zeitpunkten erfolgt zusätzlich die Bestimmung der Leukozyten, Erythrozyten, Thrombozyten, Hämatokrit, Hämoglobin und Gesamteiweiß im peripheren Blut.

### 2.8.4 Etablierung des Pneumokokkensepsismodells

Für die Etablierung des Pneumokokkensepsismodells kommen insgesamt 14 nichtoperierte weibliche Hausschweine (14–18 Wochen alt) mit einem Körpergewicht zwischen 16 und 25 kg zum Versuch.

Zwei Tiere dienen als Kontrolle und erhalten 10 ml des Suspensionsmediums (Hanks-Lösung) intravenös über die Ohrvene appliziert. Bei diesen Tieren erfolgen die Blutentnahmen (Abb. 16) lediglich zu den mit einem Kreuz gekennzeichneten Zeitpunkten. Weitere 5 Tiere erhalten einen Bolus von $10^9$ Pneumokokken des Serotyps 1 intravenös über die Ohrvene appliziert. Die Blutentnahmen bei diesen Tieren folgen dem in Abb. 14 gezeigten Schema.

Bei 7 Tieren erfolgte die intravenöse Applikation von $10^9$ Pneumokokken des Serotyps 6B. Auch hier werden Blutentnahmen entsprechend dem Schema in Abb. 14 vorgenommen. Die Tiere werden für insgesamt 72 h nach Induktion der Bakteriämie beobachtet, die Mortalität berechnet und überlebende Tiere mit T 61 (0,2 g Embutramid, 0,05 g Mebezoniumjodid, 0,005 g Tetracainhydrochlorid) (Hoechst, Unterschleißheim) getötet.

Bei allen Tieren wird die rektale Körpertemperatur vor Induktion der Bakteriämie sowie 1, 2, 3 und 72 h nach Induktion der Bakteriämie mit einem geeichten Digitalthermometer gemessen.

Eine Sepsis wird angenommen, wenn mindestens 3 der in Tabelle 3 genannten Kriterien erfüllt sind.

### 2.8.5 Pneumokokkensepsisexperimente

Tiere der Gruppen A, B, C und D werden 3 Monate nach der Operation der Sepsis entsprechend dem in Abb. 15 gezeigten Versuchsplan zugeführt. Die Tiere werden randomisiert

**Tabelle 3.** Kriterien einer Sepsis. (In Anlehnung an [67, 68, 238])

|  | Mensch | Versuchstier (Schwein) |
|---|---|---|
| *Infektiöser Herd* | Vorhanden | Vorhanden |
| *Leukozyten* | $>$ 15 000/$\mu$l oder<br>$<$ 5 000/$\mu$l | $>$ 22 000/$\mu$l oder<br>$<$ 5 000/$\mu$l |
| *Thrombozytopenie* | $<$ 100 000/$\mu$l oder<br>Thrombozytensturz<br>um mehr als 30%<br>des Ausgangswertes | $<$ 100 000/$\mu$l oder<br>Thrombozytensturz<br>um mehr als 30%<br>des Ausgangswertes |
| *Fieber* | $>$ 38,5 °C | $>$ 38,5 °C |

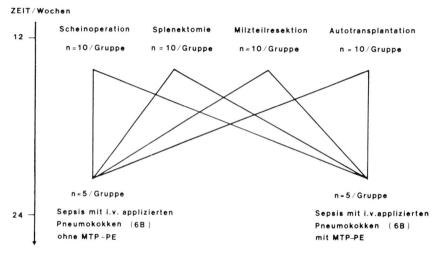

**Abb. 15.** Versuchsplan Pneumokokkensepsis

auf je 2 Untergruppen (Sepsis mit oder ohne MTP-PE) verteilt, so daß insgesamt 8 Untergruppen resultieren. Bei den Sepsistieren mit MTP-PE erfolgt 24 h vor Induktion der Bakteriämie die intravenöse Applikation von 1 mg MTP-PE in Liposomenfraktion über die Ohrvene, die Sepsistiere ohne MTP-PE erhalten zum gleichen Zeitpunkt Plazebo (Liposomen allein) über die Ohrvene.

Zusätzlich werden Tiere der Immunisationsgruppen nach abgeschlossener Vakzination entsprechend dem Versuchsplan (s. Abb. 10) der Sepsis zugeführt (s. auch Vakzinationsexperimente). Bei allen Tieren erfolgt die Blutentnahme nach dem in Abb. 14 gezeigten Schema. Die Sepsis wird durch intravenöse Bolusinjektion von $1 \cdot 10^9$ Pneumokokken Serotyp 6B induziert. Alle Tiere werden für 2 h nach Induktion der Bakteriämie in Narkose gehalten und 72 h lang beobachtet. Die überlebenden Tiere werden mit T 61 getötet. Bei allen Tieren wird für die ersten 3 h in stündlichen Abständen die rektale Körpertemperatur sowie kurz vor Abtöten der Tiere gemessen.

### 2.8.6 Überprüfung der Effekte einer MTP-PE-Vorbehandlung auf eine experimentelle Pneumokokkensepsis an nicht voroperierten Schweinen

Die Überprüfung der Effekte einer MTP-PE-Vorbehandlung auf die unspezifische Immunabwehr erfolgt an 14 weiblichen, nicht-operierten Hausschweinen (16,6–18,4 kg) (Fa. Berthold). Die Tiere sind zum Zeitpunkt des Versuchs 3 Monate alt. Die Tiere werden randomisiert auf 2 Untergruppen – Plazebo- und MTP-PE-Gruppe – verteilt.

24 h vor Induktion der Bakteriämie erhalten die Tiere 1 mg MTP-PE in Liposomenfraktion bzw. Plazebo (Liposomen allein) über die Ohrvene intravenös appliziert.

Zur Induktion der Bakteriämie erfolgt nach der in Abschn. 8.1 und 8.2 bereits dargestellten Vorbereitung der Tiere eine Bolusinjektion von $10^{10}$ Pneumokokken des Serotyps 6B intravenös über die Ohrvene. Es wird besondere Sorgfalt darauf gelegt, daß am jeweiligen Versuch die gleiche Anzahl Plazebo- und MTP-PE-Tiere teilnehmen.

Die Tiere werden 24 h beobachtet. Blutentnahmen erfolgen in den ersten 2 h der Bakteriämie nach dem in Abb. 14 dargestellten Schema in der in Abschn. 8.2 beschriebenen Technik. Danach wird Blut 3, 4, 5, 6, 8, 10, 12 und 24 h nach Induktion der Bakteriämie entnommen. Es werden dieselben Analysen wie in Abschn. 8.3 durchgeführt.

### 2.9 Statistische Analyse

Das Signifikanzniveau wurde mit $p < 0,05$ festgesetzt. Der Vergleich von Ereignishäufigkeiten erfolgte mit dem $\chi^2$-Test mit Yates-Korrektur. Die Normalverteilung der Daten wurde mit dem Normal-probability-Plot bzw. dem Kolmogorov-Smirnov-Test geprüft.

Bei normalverteilten Daten wurde die statistische Auswertung mit der multifaktoriellen Varianzanalyse durchgeführt. Bei den CFU-Meßwerten, der Eliminationsrate von Pneumokokken aus dem peripheren Blut und den Leukozyten wurde zuvor eine logarithmische Transformation vorgenommen. Bei nicht normalverteilten Daten erfolgte die Kruskal-Wallis-Analyse. Ein Zusammenhang wurde mit Hilfe der punktbiserialen Korrelation geprüft.

Schließlich erfolgte die Analyse der Überlebenszeiten mit dem Log-rank-Test (Petopike-Test).

# 3 Resultate

## 3.1 Operierte Tiere und Gesamtletalität

Insgesamt wurden in dieser Versuchsserie 158 Tiere operiert, davon entfielen auf die Scheinoperation 45 Tiere, auf die Splenektomie 43 Tiere, auf die 2/3-Resektion 34 Tiere und auf die Autotransplantation 36 Tiere.

49 Tiere verstarben vorzeitig, ohne daß sie in die abschließende Pneumokokkensepsis eingehen konnten. Bei 18 Tieren war eine Scheinoperation vorausgegangen, bei 14 Tieren eine Splenektomie, bei 7 Tieren eine Milzteilresektion und bei 10 Tieren eine Autotransplantation. Die Todesursachen dieser vorzeitig gestorbenen Tiere sind in Tabelle 4 aufgeführt. Die beiden häufigsten Todesursachen (Rhinitis atrophicans, Pasteurellenpneumonie) stellen häufige Komplikationen bei der Arbeit mit Schweinen dar [24]. Eine Häufung dieser Ereignisse ließ sich jedoch bei den splenektomierten Tieren nicht feststellen. Die 10-Tage-Operationsletalität lag bei 8 % (13 von 158 Tieren).

Tabelle 4. Todesursachen der vorzeitig gestorbenen Tiere. Gesamtzahl operierter Tiere 158 (Scheinoperation, n = 45; Splenektomie, n = 43; 2/3-Resektion der Milz, n = 34; Autotransplantation, n = 35)

| Ursachen | Scheinoperation (*n* = 18) | Splenektomie (*n* = 14) | 2/3-Resektion (*n* = 7) | Autotransplantation (*n* = 10) |
|---|---|---|---|---|
| Rhinitis atrophicans | 4 | 3 | 3 | 2 |
| Pasteurellenpneumonie | 9 | 6 | 1 | 3 |
| Narkosezwischenfall | 2 | 4 | | 2 |
| Ileus/Verblutung | | | 3 | 2 |
| Todesursache ungeklärt | 3 | 1 | | 1 |

## 3.2 Hämatologische Veränderungen nach Splenektomie und milzerhaltenden Operationen

Bei 22 Tieren der operativen Gruppen A–D (Verteilung auf die operativen Gruppen s. Tabelle 5) wurden 3 und 7 Monate nach der Operation hämatologische sowie durchflußzytometrische Untersuchungen der B-Zellen und der Monozyten durchgeführt. Die hämatologischen Untersuchungen in den 4 operativen Gruppen 3 Monate nach Splenektomie (Tabelle 5) ergaben normale mittlere Leukozytenzahlen nach Scheinoperation und 2/3-Resektion der Milz. Dagegen war nach Splenektomie bzw. Autotransplantation eine deutliche Leukozytose von $14\,300 \pm 1400/\mu$l Blut bzw. $18\,200 \pm 1500/\mu$l Blut zu beobachten (Mittelwerte $\pm$ SEM). Dieser Unterschied war statistisch hochsignifikant ($p < 0,001$). Der Anstieg der Leukozyten war sowohl auf einen Anstieg der Granulozyten, als auch auf einen Anstieg der Lymphozyten zurückzuführen, während die Monozyten nahezu unverändert blieben.

Sieben Monate nach Operation zeigte sich keine wesentliche Verschiebung der Verhältnisse gegenüber den Dreimonatswerten: Auch zu diesem Zeitpunkt zeichneten sich die Versuchsgruppen der splenektomierten und autotransplantierten Tiere durch eine deutliche Leukozytose mit mittleren Leukozytenzahlen von $13\,000 \pm 1300$ bzw. $14\,900 \pm 900/\mu$l Blut aus ($p < 0,001$).

**Tabelle 5.** Zeitlicher Verlauf des weißen Blutbildes nach Splenektomie und milzerhaltenden Operationsverfahren (Mittelwerte/SEM; einfaktorielle Varianzanalyse)

| | Scheinoperation (n=6) | Splenektomie (n=6) | 2/3-Resektion der Milz (n=5) | Autotransplantation (n=5) |
|---|---|---|---|---|
| *3 Monate postoperativ:* | | | | |
| Leukozytenzahlen (K/$\mu$l)[a] | $10,4 \pm 0,7$ | $14,3 \pm 1,4$ | $12,0 \pm 1,0$ | $18,2 \pm 1,5$ |
| Granulozyten (%) (nicht signifikant) | $34 \pm 6$ | $37 \pm 4$ | $37 \pm 4$ | $38 \pm 5$ |
| Monozyten (%) (nicht signifikant) | $14 \pm 4$ | $9 \pm 2$ | $9 \pm 2$ | $8 \pm 2$ |
| Lymphozyten (%) (nicht signifikant) | $52 \pm 6$ | $54 \pm 4$ | $53 \pm 4$ | $54 \pm 4$ |
| *7 Monate postoperativ:* | | | | |
| Leukozytenzahlen (K/$\mu$l)[a] | $10,6 \pm 1,0$ | $13,0 \pm 1,3$ | $8,7 \pm 0,8$ | $14,0 \pm 0,9$ |
| Granulozyten (%) (nicht signifikant) | $45 \pm 4$ | $33 \pm 6$ | $38 \pm 4$ | $41 \pm 3$ |
| Monozyten (%) (nicht signifikant) | $11 \pm 1$ | $9 \pm 2$ | $12 \pm 2$ | $14 \pm 3$ |
| Lymphozyten (%) (nicht signifikant) | $44 \pm 4$ | $59 \pm 6$ | $50 \pm 4$ | $46 \pm 2$ |

[a] $p < 0,001$ für Vergleich Scheinoperation und Splenektomie

## 3.3 B-Zellen und Monozyten nach Splenektomie

Die Bestimmung der B-Zellen und Monozyten im peripheren Schweineblut erfolgte mit monoklonalen Antikörpern in der indirekten Immunfluoreszenz, gefolgt von einer Durchflußzytometrieanalyse. Ein Beispiel für die FACS-Analyse der Immunfluoreszenzfärbungen zeigt Abb. 16. Entsprechend der unterschiedlichen Isotypen der spezifischen Antikörper werden 2 verschiedene Kontrollen angefertigt. Relativ zu diesen Kontrollen zeigen die Monozytenfärbungen eine klar abgrenzbare Population, während die B-Zell-Färbung eine geringe Überlappung mit der Kontrolle aufweist. Rechts vom Cursor (kräftiger Balken) befinden sich bei den Kontrollen 3 % bzw. 4 % der Zellen. Subtraktion dieser Werte von

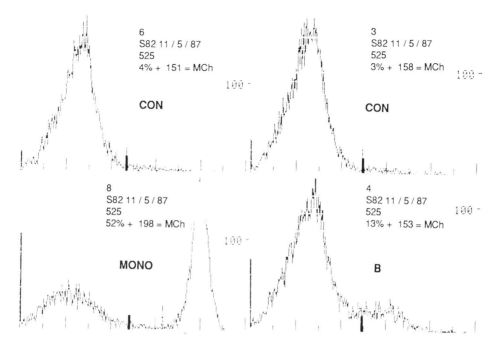

**Abb. 16.** Beispiel einer FACS-Analyse mononukleärer Zellen im peripheren Schweineblut

den entsprechenden spezifischen Färbungen ergibt für dieses Beispiel 10 % B-Zellen und 48 % Monozyten.

Drei Monate nach der Operation zeigten scheinoperierte Tiere in der Immunfluoreszenz-bestimmung Gesamtmonozytenzahlen von $1000 \pm 300/\mu l$ Blut, während splenektomierte Tiere einen leichten Anstieg der Monozytenzahlen auf $1300 \pm 100$ Monozyten/$\mu l$ Blut aufwiesen. Auch bei zeitlich wiederholten Messungen in wöchentlichen Abständen konnte zwar eine Tendenz der splenektomierten Tiere zu höheren Monozytenzahlen festgestellt werden, im Vergleich mit scheinoperierten Tieren war jedoch weiterhin kein statistisch signifikanter Unterschied zu beobachten (Tabelle 6).

Scheinoperierte Tiere zeigten 3 Monate nach der Operation im Mittel $1100 \pm 200$ B-Lymphozyten/$\mu l$ Blut, während splenektomierte Tiere 3 Monate postoperativ im Mittel

**Tabelle 6.** Einfluß der Splenektomie auf B-Zellen und Monozyten (einfaktorielle Varianzanalyse; Mittelwerte/SEM)

| Operation | Monozyten (K/$\mu l$) | (%) | B-Zellen (K/$\mu l$) | (%) |
|---|---|---|---|---|
| Scheinoperation | $1,0 \pm 0,3$ | $17 \pm 4$ | $1,1 \pm 0,2$ | $15 \pm 2$ |
| Splenektomie | $1,3 \pm 0,1$[a] | $16 \pm 2$[a] | $2,1 \pm 0,4$[a] | $18 \pm 2$[a] |

[a] Nicht signifikant für Vergleich Scheinoperation und Splenektomie.

2100 B-Zellen ±400/μl Blut aufwiesen (nicht signifikant). Bei wiederholten Messungen in wöchentlichen Abständen tendierten splenektomierte Tiere im Vergleich zu scheinoperierten Tieren zu höheren B-Lymphozyten-Zahlen. Auch diese Unterschiede erreichten jedoch zu keinem Zeitpunkt das Signifikanzniveau von 0,05 (Tabelle 6).

Zusammenfassend war sowohl für B-Zellen als auch für Monozyten nach Splenektomie eine Tendenz zu erhöhten Werten festzustellen; im Vergleich zu scheinoperierten Tieren ergab sich jedoch auch nach mehrfachen Kontrollen kein signifikanter Unterschied.

## 3.4 Bildung von reaktivem Sauerstoff nach Splenektomie

Zur Frage, ob nach Splenektomie funktionelle Störungen der Monozyten auftreten, haben wir die Kapazität der Monozyten zur Bildung von reaktivem Sauerstoff in der Durchflußzytometrie gemessen. Ein Beispiel für die FACS-Analyse der Fluoreszenz für die Bildung reaktiven Sauerstoffs zeigt Abb. 17.

Tabelle 7 zeigt die Monozytenaktivierbarkeit in Abhängigkeit von der Operationsart. Dabei erfolgten die Messungen an je 10 splenektomierten und 10 scheinoperierten Tieren 12, 13, 16 und 20 Wochen nach der Operation.

Bei splenektomierten Tieren war eine geringere Bildung von reaktivem Sauerstoff nach Stimulation mit PMA zu beobachten. Zu keinem Zeitpunkt erreichte der Unterschied zwi-

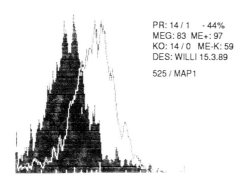

PR: 14 / 1   - 44%
MEG: 83  ME+: 97
KO: 14 / 0  ME-K: 59
DES: WILLI 15.3.89

525 / MAP 1

**Abb. 17.** Beispiel einer FACS-Analyse der Bildung reaktiven Sauerstoffs aus Monozyten im peripheren Schweineblut. Das dunkle Histogramm repräsentiert die Kontrollfluoreszenz unstimulierter Monozyten, das helle Histogramm stellt die Fluoreszenz von PMA-stimulierten Monozyten dar

**Tabelle 7.** Monozytenaktivierbarkeit (Freisetzung reaktiven Sauerstoffs) nach Splenektomie und Scheinoperation (einfaktorielle Varianzanalyse; Mittelwerte/SEM)

| Operationsart<br>Zeit postoperativ<br>(Wochen) | Kanalanstiege | | | |
|---|---|---|---|---|
| | 12 | 13 | 16 | 20 |
| Scheinoperation | 12 ± 5 | 24 ± 4 | 21 ± 4 | 27 ± 5 |
| Splenektomie | 21 ± 4[a] | 19 ± 2[a] | 19 ± 2[a] | 22 ± 3[a] |

[a] Nicht signifikant im Vergleich Scheinoperation und Splenektomie.

schen scheinoperierten und splenektomierten Tieren jedoch das Signifikanzniveau, so daß gravierende funktionelle Monozytendefekte in unserer Versuchsserie nicht festgestellt werden konnten.

## 3.5 Ergebnisse der spezifischen IgG-Antikörper-Bestimmungen

Da in mehreren Studien eine gestörte Antikörperbildung nach Splenektomie beobachtet wurde, haben wir die spezifische Antikörperantwort nach Splenektomie und milzerhaltenden Operationsverfahren auf das T-Zell-abhängige Antigen Tetanustoxoid und das T-Zell-unabhängige Pneumokokkenpolysaccharid untersucht. In diesem Zusammenhang wurde auch der Frage nachgegangen, ob durch Applikation des Immunmodulators MTP-PE die Antikörperantwort beeinflußt wird.

### 3.5.1 Tetanusspezifische IgG-Antikörper

Die individuellen IgG-Antikörperantworten der 8 experimentellen Untergruppen auf eine einmalige Vakzination mit Tetanustoxoid sind in Abb. 18a–h gezeigt. Als Impfversager auf die Tetanusvakzination wurden die Tiere definiert, deren spezifische Antikörpertiter über den Zeitverlauf einen Anstieg von nicht mehr als 2 Verdünnungsstufen zeigten.

Tetanustoxoid war beim Schwein nach einmaliger Immunisation ein gut wirksames Immunogen, da 78 % der Tiere eine gute Antikörperantwort zeigten. Die Verteilung der Impfversager zeigte in Abhängigkeit von der Operationsart keine statistisch signifikanten Unterschiede (Tabelle 8). Auch eine Behandlung mit dem Immunmodulator MTP-PE führte nicht zu einer Zunahme des Anteils der auf die Impfung ansprechenden Tiere (Tabelle 8).

**Tabelle 8.** Immunisation mit Tetanustoxoid. Verteilung der Impfversager und mittlere maximal erreichte IgG-Antikörpertiter

| Operation | MTP-PE | Impfversager/Gesamtzahl | Maximaler-IgG-Antikörpertiter (Mittelwerte) |
|---|---|---|---|
| Scheinoperation | Gesamt | 2/10 | 1:494 |
| Scheinoperation | ohne | 0/5 | 1:494 |
| Scheinoperation | mit | 2/5 | 1:314 |
| Splenektomie | Gesamt | 1/10 | 1:237 |
| Splenektomie | ohne | 1/5 | 1:235 |
| Splenektomie | mit | 0/5 | 1:198 |
| 2/3-Resektion | Gesamt | 3/11 | 1:287 |
| 2/3-Resektion | ohne | 0/5 | 1:251 |
| 2/3-Resektion | mit | 3/6 | 1:325 |
| Autotransplantation | Gesamt | 3/10 | 1:160 |
| Autotransplantation | ohne | 1/5 | 1:425 |
| Autotransplantation | mit | 2/5 | 1:289 |
| Gesamt | Ohne | 2/20 | 1:387 |
| Gesamt | Mit | 7/21 | 1:385 |

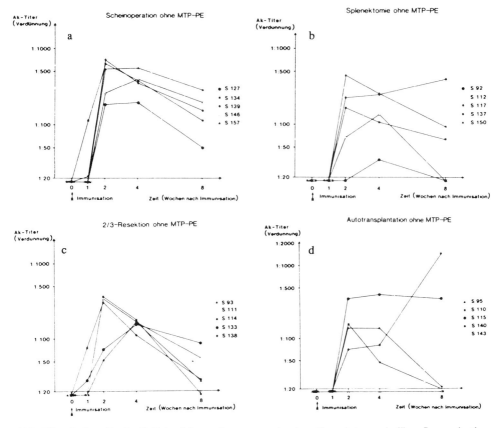

**Abb. 18 a–d.** Spezifische IgG-Antikörper-Antwort nach einmaliger intramuskulärer Immunisation mit Tetanustoxoid (*Y-Achse* Antikörpertiter, *X-Achse* Zeit in Wochen); **a** Scheinoperation ohne MTP-PE, **b** Splenektomie ohne MTP-PE, **c** 2/3-Resektion der Milz ohne MTP-PE, **d** Autotransplantation ohne MTP-PE

Die wenigen Impfversager (22 % aller Tiere) waren gleichmäßig über die verschiedenen Gruppen verteilt. Alle anderen Tiere zeigten typische IgG-Antikörper-Verläufe.

Auch die maximal erreichten Antikörpertiter unterschieden sich zwischen den 8 Untergruppen nicht wesentlich, obwohl splenektomierte Tiere zu erniedrigten Werten tendierten (nicht signifikant). Dabei zeigten scheinoperierte Tiere ohne MTP-PE-Behandlung die höchsten spezifischen IgG-Antikörper-Titer, während die niedrigsten Antikörpertiter in der splenektomierten Gruppe mit MTP-PE-Behandlung beobachtet werden konnten (Abb. 19).

Ein Vergleich der 4 operativen Gruppen ohne Berücksichtigung einer MTP-PE-Behandlung in der zweifaktoriellen Varianzanalyse zeigte ebenfalls keine statistisch signifkanten Unterschiede in den maximal erreichten spezifischen Antikörpertitern, obwohl scheinoperierte Tiere die höchsten Antikörpertiter zeigten und splenektomierte Tiere zu den niedrigsten maximalen Antikörpertitern tendierten (nicht signifikant) (Abb. 20).

Die Behandlung mit MTP-PE führte zu keinem Anstieg der maximal erreichten spezifischen Antikörpertiter (Abb. 21).

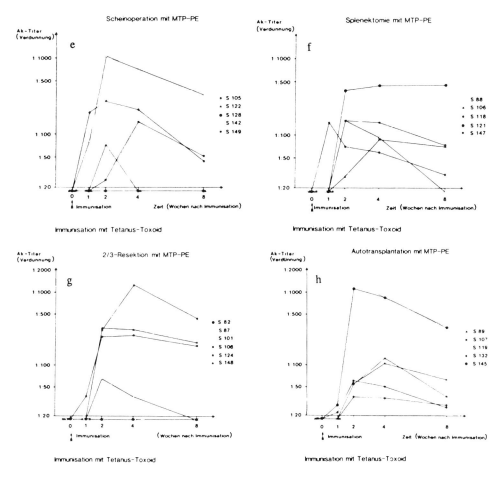

**Abb. 18 e–h. e** Scheinoperation mit MTP-PE, **f** Splenektomie mit MTP-PE, **g** 2/3-Resektion der Milz mit MTP-PE, **h** Autotransplantation mit MTP-PE

Zusammenfassend konnte am Schweinemodell kein Einfluß der Splenektomie bzw. milzerhaltender Operationsverfahren auf die spezifische Antikörperantwort gegen das T-Zell-abhängige Tetanustoxoid festgestellt werden. Auch die Applikation des Immunmodulators MTP-PE beeinflußte nicht die spezifische Antikörperantwort.

### 3.5.2 Pneumokokkenpolysaccharid-6B-spezifische IgG-Antikörper

In unserer Versuchsserie wurde auch die spezifische Antikörperantwort gegen das T-Zell-unabhängige Pneumokokken-6B-Polysaccharid-Antigen untersucht. Auch hier wurden Impfversager als die Tiere definiert, deren spezifische Antikörpertiter über den Zeitverlauf einen Anstieg von nicht mehr als 2 Verdünnungsstufen zeigten. Tabelle 9 zeigt die Verteilung der Impfversager in den 8 experimentellen Gruppen.

38

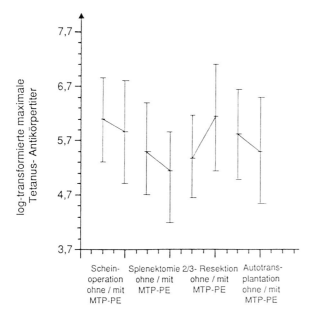

**Abb. 19.** Vergleich der spezifischen mittleren maximal erreichten Antikörpertiter gegen Tetanustoxoid in den 8 experimentellen Gruppen (nicht signifikant). Reziproke Antikörpertiter sind logarithmisch transformiert (natürliche Logarithmen) (Mittelwerte/95 % Konfidenzintervalle)

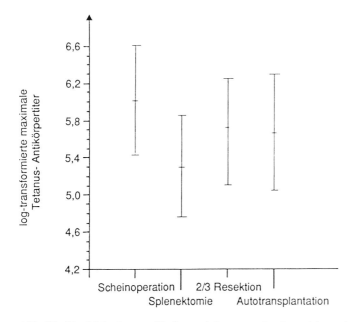

**Abb. 20.** Vergleich der spezifischen mittleren maximal erreichten Antikörpertiter gegen Tetanustoxoid in den 4 operativen Gruppen (nicht signifikant). Reziproke Antikörpertiter sind logarithmisch transformiert (natürliche Logarithmen) (Mittelwerte/95 % Konfidenzintervalle)

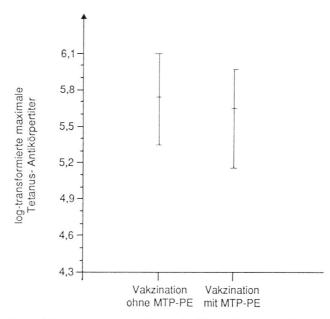

**Abb. 21.** Vergleich der spezifischen mittleren maximal erreichten Antikörpertiter gegen Tetanus-toxoid in Abhängigkeit von der MTP-PE-Behandlung (nicht signifikant). Reziproke Antikörpertiter sind logarithmisch transformiert (natürliche Logarithmen) (Mittelwerte/95 % Konfidenzintervalle)

**Tabelle 9.** Immunisation mit Pneumokokkenpolysaccharid Typ 6B, Verteilung der Impfversager und mittlere maximal erreichte IgG-Antikörpertiter (nicht signifikant für Vergleich der Operationsart und Vorbehandlung mit MTP-PE)

| Operationsart | MTP-PE | Impfversager/ Gesamtzahl | Maximale Antikörpertiter |
|---|---|---|---|
| Scheinoperation | Ohne | 4/4 | 1:43 |
| Scheinoperation | Mit | 4/5 | 1:46 |
| Splenektomie | Ohne | 4/5 | 1:15 |
| Splenektomie | Mit | 3/5 | 1:30 |
| 2/3-Resektion | Ohne | 5/5 | – |
| 2/3-Resektion | Mit | 4/5 | 1:154 |
| Autotransplantation | Ohne | 3/5 | 1:29 |
| Autotransplantation | Mit | 5/5 | – |

Die Immunisation mit dem Pneumokokkenpolysaccharid 6B erbrachte einen hohen Anteil von Impfversagern (81 % aller Tiere). Auch nach Pneumokokken-6B-Polysaccharid-Vakzination konnte kein Einfluß der Splenektomie oder milzerhaltender Operationsverfahren auf die Verteilung der Impfversager festgestellt werden. Dies traf ebenfalls für die Behandlung mit MTP-PE zu.

40

Die IgG-Antikörper-Antwort nach einer Immunisation mit Pneumokokkenpolysaccharid 6B ist in Abb. 22 gezeigt. Operationen der Milz oder eine MTP-PE-Behandlung hatten keinerlei Einfluß auf den Verlauf der Antikörpertiter über die Zeit (Abb. 22).

Somit war auch für die spezifische Antikörperantwort auf das T-Zell-unabhängige Pneumokokkenpolysaccharid kein Einfluß der Operationsart oder der MTP-PE-Behandlung festzustellen.

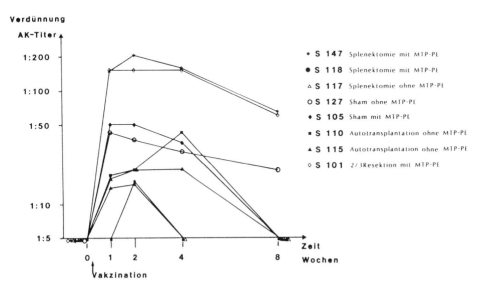

**Abb. 22.** Individuelle spezifische IgG-Antikörper-Antwort gegen Pneumokokkenpolysaccharid Typ 6B bei Respondertieren (n = 8)

## 3.6 Pneumokokkensepsisversuche

### 3.6.1 Etablierung des Pneumokokkensepsismodells – Vorversuche an Hausschweinen

Zur Etablierung des Pneumokokkensepsismodells beim Schwein wurden insgesamt 14 weibliche Hausschweine verwandt. Hierfür wurden 2 verschiedene Pneumokokkenstämme (Typ 1 und Typ 6B) geprüft. Zwei Kontrolltiere erhielten Hanks-Lösung intravenös, bei 5 Tieren erfolgte die intravenöse Bolusinjektion von Pneumokokken des Serotyps 1 und bei 7 Tieren von Pneumokokken des Serotyps 6B.

Neben der Letalität wurde analysiert, ob die Tiere die in Tabelle 3 (s. Kap. 2.7.4) genannten Kriterien einer Sepsis erfüllten. Dazu zählte die Entwicklung septischer Temperaturen, das Auftreten eines Leukozytensturzes auf Werte unter 5000/μl und das Auftreten eines Thrombozytensturzes um mehr als 30 % des Ausgangswertes bzw. auf weniger als 100 000/μl Blut.

### 3.6.1.1 Letalität

Keines der 2 Kontrolltiere, die die modifizierte Hanks-Lösung erhielten und keines der 5 Tiere, denen intravenöse Pneumokokken des Stammes 1 intravenös appliziert wurden, starben während der Beobachtungsperiode von 72 h. Dagegen verstarben 3 von 7 Tieren nach intravenöser Bolusgabe von Pneumokokken des Stammes 6B.

### 3.6.1.2 Temperaturverlauf

Nur 1 von 5 Tieren entwickelte nach intravenöser Applikation von Pneumokokken des Stammes 1 eine Körpertemperatur von mehr als 38,5 °C, die jedoch schnell auf Werte unterhalb von 38 °C innerhalb von 2 h nach Induktion der Bakteriämie fiel. Keines der Kontrolltiere zeigte signifikante Änderungen der Körpertemperatur. Im Gegensatz dazu kam es bei allen Tieren innerhalb 1 h nach intravenöser Bolusapplikation von Pneumokokken des Serotyps 6B zu einem raschen Anstieg der Körpertemperatur auf mehr als 38,5 °C, in den meisten Fällen sogar bis 39,5 °C.

### 3.6.1.3 Verhalten der Leukozyten im Verlauf der Pneumokokkenbakteriämie

Signifikante Veränderungen der Leukozytenzahl im Hinblick auf eine Leukopenie ($<5000$ Leukozyten/$\mu$l oder Leukozytose $> 22\,000$ Leukozyten/$\mu$l) wurden bei den Tieren, denen modifizierte Hanks-Lösung oder Pneumokokken des Stammes 1 appliziert wurde, nicht beobachtet (Abb. 23).

Dagegen verursachte die intravenöse Applikation von Pneumokokken des Serotyps 6B bei allen Tieren einen erheblichen Leukozytensturz, der sich innerhalb von 2 h nach In-

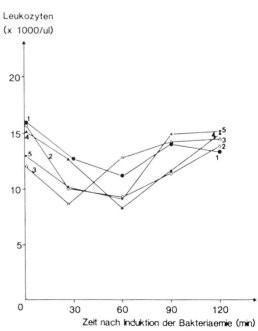

**Abb. 23.** Leukozytenindividualverläufe nach Induktion einer Pneumokokkenbakteriämie mit Pneumokokken des Serotyps 1

duktion der Bakteriämie entwickelte (Abb. 24). Minimalwerte von 900 Leukozyten/$\mu$l Blut wurden 3–4 h nach Applikation der Bakterien beobachtet. Tiere, die 24 h überlebten, zeigten durchgehend erhöhte Leukozytenwerte von bis zu 35 000 Leukozyten/$\mu$l Blut.

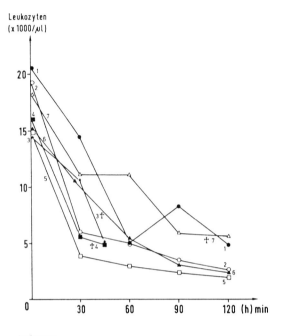

**Abb. 24.** Leukozytenindividualverläufe nach Induktion einer Pneumokokken-bakteriämie mit Pneumokokken der Serotypen 1 und 6B

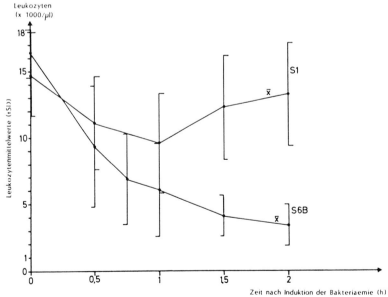

**Abb. 25.** Leukozytenmittelwertverläufe nach Induktion einer Pneumokokkenbakteriämie mit Pneumokokken der Serotypen 1 und 6B (Mittelwert/Standardabweichung)

Die Zusammenfassung der Einzelverläufe ist in Abb. 25 gezeigt. Bereits 90 min nach Induktion der Bakteriämie waren die Leukozytenwerte nach Applikation von Pneumokokken des Serotyps 6B signifikant niedriger als nach Gabe von Pneumokokken des Serotpys 1 (p < 0,02).

### 3.6.1.4 Verhalten der Thrombozyten im Verlauf der Pneumokokkenbakteriämie

Kein Tier zeigte nach Gabe von modifizierter Hanks-Lösung oder Pneumokokken des Serotyps 1 signifikante Veränderungen der Thrombozytenzahlen. Dagegen konnte bei 3 von 7 Tieren nach intravenöser Applikation von Pneumokokken des Serotyps 6B ein signifikanter Thrombozytenabfall um mehr als 30 % des Ausgangswertes beobachtet werden. Eine Thrombozytopenie mit Werten unter $100\,000/\mu$l kam nur bei einem Tier vor.

### 3.6.1.5 Elimination von Pneumokokken aus dem peripheren Blut

Die Abb. 26 und 27 zeigen die Einzelverläufe der Elimination von Pneumokokken des Serotyps 1 bzw. 6B aus dem peripheren Blut nach intravenöser Bolusinjektion.

Die Elimination von Pneumokokken des Serotyps 1 aus dem peripheren Blut geschieht rasch. Bei 2 von 5 Tieren konnten viable Bakterien bereits 30 min nach Induktion der Bakteriämie nicht mehr nachgewiesen werden. 90 min nach Induktion der Bakteriämie traf

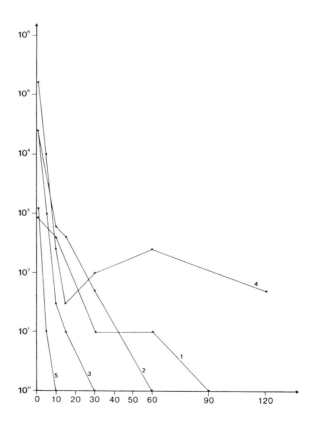

**Abb. 26.** Elimination von Pneumokokken des Serotyps 1 aus dem peripheren Blut nach Bolusinjektion; *Ordinate* logarithmierte colony forming units (CFU)/ml Blut; *Abszisse* Zeit in Minuten nach Bolusinjektion der Pneumokokken; *Zeitpunkt 0* 1 min nach Beendigung der Bolusinjektion

dies für 4 von 5 Tieren zu (Abb. 25), 6 h nach Induktion der Bakteriämie konnten bei keinem Tier mehr viable Bakterien im peripheren Blut nachgewiesen werden.

Im Vergleich zu Pneumokokken des Serotyps 1 war die Eliminationsrate von Pneumokokken des Serotyps 6B aus dem peripheren Blut signifikant vermindert und die Elimination war nicht vollständig. 30 min nach Induktion der Bakteriämie waren noch bis zu $10^4$ Bakterien/ml Blut nachweisbar, nach 120 min konnten noch bis zu $1,5 \cdot 10^3$ Bakterien gefunden werden (Abb. 26). Bis zu $2 \cdot 10^3$ Bakterien/ml Blut waren innerhalb von 6 h nach Induktion der Bakteriämie nachweisbar. In dieser Periode starben 3 von 7 Tieren. Die CFU-Werte für Pneumokokken des Serotyps 1 und 6B unterschieden sich zu jedem Meßzeitpunkt nach Induktion der Bakteriämie signifikant voneinander ($p < 0,05$) (Abb. 27).

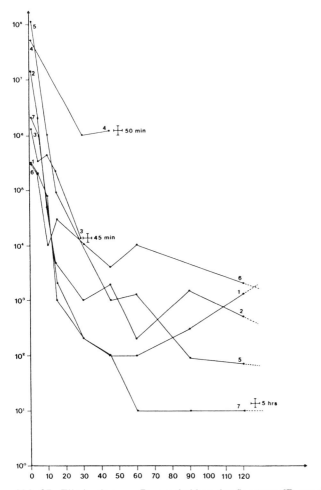

**Abb. 27.** Elimination von Pneumokokken des Serotyps 6B aus dem peripheren Blut nach Bolusinjektion; *Ordinate* logarithmierte colony forming units (CFU)/ml Blut; *Abszisse* Zeit in Minuten nach Bolusinjektion der Pneumokokken; *Zeitpunkt 0* 1 min nach Beendigung der Bolusinjektion; (+ *x hrs*) verstorben (x h nach Induktion der Bakteriämie)

Da, wie hier gezeigt, nur Pneumokokken vom Typ 6B in der Lage sind, sämtliche Zeichen einer Sepsis zu induzieren, haben wir uns in den folgenden Untersuchungen auf diesen Serotyp konzentriert.

### 3.6.2 Einfluß von Splenektomie, milzerhaltenden Operationen, Immunisation und Immunmodulatoren auf die Pneumokokkensepsis

#### 3.6.2.1 Letalität der Sepsis

Insgesamt gingen in die Sepsisversuche 87 auswertbare Tiere ein, wobei auf die scheinoperierten Tiere 23, auf die splenektomierten Tiere 23, auf die 2/3-resezierten 23 und auf die autotransplantierten Tiere 18 Tiere entfielen. Bei 42 Tieren wurde 8 Wochen vor Induktion der Septikämie eine Immunisation mit Pneumokokkenpolysaccharid Typ 6B durchgeführt, während 45 Tiere nicht immunisiert wurden. 43 Tiere erhielten 24 h vor Induktion der Bakteriämie intravenös den Immunmodulator MTP-PE in Liposomenfraktion, während 44 Tieren als Plazebo Liposomen allein appliziert wurden.

Nach Induktion der experimentellen Pneumokokkensepsis verstarben insgesamt 15 Tiere (Letalität: 17,2 %).

Die Analyse der Letalitätsraten in Abhängigkeit von der Operationsart zeigt, daß in der scheinoperierten Gruppe 7 Tiere verstarben (30,4 %), in der splenektomierten Gruppe 2 Tiere (8,7 %), in der 2/3-resezierten Gruppe 2 Tiere (8,7 %) und in der autotransplantierten Gruppe 4 Tiere (22,2 %). Diese Unterschiede waren statistisch nicht signifikant ($p > 0,05$). Entsprechend der Literatur wäre zu erwarten gewesen, daß bei splenektomierten Tieren eine höhere Frequenz von Todesfällen im Sinne eines OPSI-Syndroms auftreten würde. Die Ergebnisse zeigen jedoch, daß bezüglich der Letalität splenektomierte Tiere kein höheres Risiko nach experimenteller Pneumokokkeninfektion aufweisen (Tabelle 10). Ähnliches ist auch zu konstatieren, wenn man der Analyse nur die Untergruppen zugrundelegt. Beschränkte man sich nur auf die nicht immunisierten Tiere, so verstarben 6 von 12 scheinoperierten Tieren, 2 von 12 splenektomierten Tieren, 2 von 11 2/3-resezierten Tieren und 2 von 10 autotransplantierten Tieren (nicht signifikant).

Wir haben uns daher gefragt, ob eine Immunisation mit 6B-Pneumokokkenpolysaccharid oder eine MTP-PE-Gabe die Letalität beeinflußt.

**Tabelle 10.** Letalität nach Pneumokokkensepsis in Abhängigkeit von der Operationsart

| Operationsart | Scheinoperation | Splenektomie | 2/3-Resektion | Autotransplantation |
|---|---|---|---|---|
| Überlebende Tiere | 16 (69,6 %) | 21 (91,3 %) | 21 (91,3 %) | 14 (77,8 %) |
| Verstorbene Tiere | 7 (30,4 %)[a] | 2 (8,7 %)[a] | 2 (8,7 %)[a] | 4 (22,2 %)[a] |
| Gesamt | 23 (26,5 %) | 23 (26,4 %) | 23 (26,4 %) | 18 (20,7 %) |

[a] Nicht signifikant im Vergleich der operativen Gruppen untereinander. ($\chi$-Quadrat-Test mit Yates Korrektur).

Tabelle 11 zeigt die Letalität in Abhängigkeit von der Immunisation. Von den nichtimmunisierten Tieren verstarben 12 Tiere (26,7 %), während von den immunisierten Tieren lediglich 3 Tiere (7,1 %) verstarben. Dieser Unterschied der Letalitätsraten war statistisch signifikant (p < 0,05) (Tabelle 11).

**Tabelle 11.** Letalität nach Pneumokokkensepsis in Abhängigkeit von der Immunisation

| | Nichtimmunisiert | Immunisiert | Gesamt |
|---|---|---|---|
| Überlebende Tiere | 33 (73,3 %) | 39 (92,9 %) | 72 (82,8 %) |
| Verstorbene Tiere | 12 (26,7 %)[a] | 3 (7,1 %)[a] | 15 (17,2 %) |
| Gesamt | 45 (51,7 %) | 42 (48,3 %) | |

[a] p < 0,05 ($\chi$-Quadrat-Test mit Yates Korrektur).

Ein ähnliches Resultat war für die MTP-PE-Vorbehandlung zu beobachten. Während bei 12 Plazebotieren der Tod eintrat (Letalität: 27,3 %), kam es lediglich bei 3 MTP-PE-vorbehandelten Tieren (7 %) zum Tod innerhalb des Beobachtungszeitraums (p < 0,05) (Tabelle 12).

**Tabelle 12.** Letalität nach Pneumokokkensepsis in Abhängigkeit von der MTP-PE-Vorbehandlung

| | Plazebo | MTP-PE | Gesamt |
|---|---|---|---|
| Überlebende Tiere | 32 (72,7 %) | 40 (93,0 %) | 72 (82,8 %) |
| Verstorbene Tiere | 12 (27,3 %)[a] | 3 (7,0 %)[a] | 15 (17,2 %) |
| Gesamt | 44 (50,5 %) | 43 (49,4 %) | |

[a] p < 0,05 ($\chi$-Quadrat-Test mit Yates Korrektur).

Bisher war unberücksichtigt geblieben, daß ein Teil der Tiere sowohl eine Immunisation als auch eine MTP-PE-Vorbehandlung oder keine dieser Maßnahmen erhalten hatte. Bei der Analyse der nichtimmunisierten Tiere mit und ohne MTP-PE-Vorbehandlung zeigte sich eine Letalität in der Plazebogruppe von 11 von 23 Tieren (48 %), während nur 1 von 22 Tieren nach MTP-PE-Vorbehandlung starb (4 %) (p < 0,05). Analysierte man die immunisierten Tiere, so war eine vorherige MTP-PE-Gabe nicht mehr in der Lage, die Letalitätsraten weiter zu reduzieren: 1 von 21 immunisierten, plazebobehandelten Tieren starb, in der MTP-PE-Gruppe verstarben 2 von insgesamt 21 immunisierten Tieren (Letalität in beiden Gruppen 5 %) (p > 0,05). Sowohl die Immunisation als auch eine MTP-PE-Vorbehandlung konnten somit unabhängig voneinander die Letalität der experimentellen Pneumokokkensepsis signifikant reduzieren.

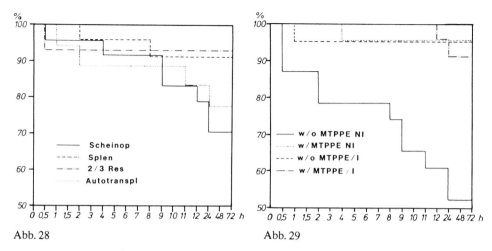

Abb. 28                                   Abb. 29

**Abb. 28.** Kumulative Überlebensrate in Abhängigkeit von der Operationsart nach Induktion einer 6B-Pneumokokken-Bakteriämie. *Ordinate* kumulative Überlebenshäufigkeit; *Abszisse* Zeit in Stunden nach Sepsis; *Scheinop* Scheinoperation, *Splen* Splenektomie, *2/3-Res* 2/3-Resektion, *Autotranspl* Autotransplantation

**Abb. 29.** Kumulative Überlebensrate in Abhängigkeit von Immunisation oder MTP-PE-Vorbehandlung nach Induktion einer 6B-Pneumokokken-Bakteriämie; *Ordinate* kumulative Überlebenshäufigkeit; *Abszisse* Zeit in Stunden nach Sepsis; *w/o MTP-PE/NI* nichtimmunisiert, Plazebo; *w/MTP-PE/NI* nichtimmunisiert, MTP-PE; *w/o MTP-PE/I* immunisiert, Plazebo; *w/MTP-PE/I* immunisiert, MTP-PE

Da die Splenektomie neben einer höheren Letalität nach experimenteller Pneumokokkeninfektion auch zu einer Verkürzung der Überlebenszeit führen soll, wurden auch die Einflüsse von Operationsart, Immunisation und MTP-PE-Vorbehandlung auf die Überlebenszeit untersucht.

Die Absterberate aller Tiere in Abhängigkeit von der Operationsart über die Beobachtungszeit von 72 h ist in Abb. 28 dargestellt. Die Operationsart besaß auf die Absterberate keinerlei Einfluß (Abb. 28).

Dagegen beeinflußte sowohl die Immunisation als auch die MTP-PE-Vorbehandlung die Absterberate hochsignifikant ($p < 0,05$ bzw. $p < 0,05$). Da beide Maßnahmen für sich allein die Absterberate auf weniger als 10 % reduzierten, konnte durch die Kombination von Immunisation und MTP-PE keine entscheidende Verbesserung mehr erzielt werden ($p = 0,06$). Nichtimmunisierte Tiere zeigten nach MTP-PE-Vorbehandlung im Vergleich zu Plazebotieren eine hochsignifikante Verbesserung der Überlebensrate ($p < 0,001$) (Abb. 29).

### 3.6.2.2 Leukozytenverlauf

Abbildung 30 zeigt exemplarisch die Leukozyteneinzelverläufe nach Induktion der Pneumokokkenbakteriämie einer experimentellen Gruppe.

Innerhalb von 90 min nach Pneumokokkenbolusinjektion kam es bei einigen Tieren zu einem rapiden Abfall der Leukozytenwerte, die sich dann im weiteren Verlauf erholten und zum Ende des Beobachtungszeitraums von 72 h z.T. Werte um $20\,000/\mu l$ erreichten.

48

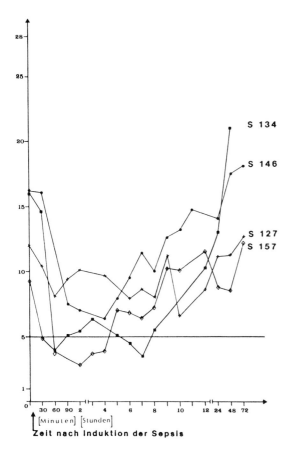

**Abb. 30.** Beispiel von Leukozyteneinzelverläufen nach Induktion einer Pneumokokkenbakteriämie: Scheinoperationsgruppe, immunisiert, Plazebo; *Ordinate* Leukozyten/$\mu$l Blut; *Abszisse* Zeit nach Induktion der Pneumokokkenbakteriämie (*Pfeil*)

Der Leukozytenverlauf aller 87 Tiere unabhängig von der Operationsart, der Immunisation und einer MTP-PE-Vorbehandlung ist in Abb. 31 dargestellt. Nach Induktion der experimentellen Pneumokokkenbakteriämie kam es zu einem Abfall der Leukozytenzahlen; Minimalwerte wurden zwischen 90 und 120 min nach Bolusinjektion der Bakterien erreicht. Zum Ende des Beobachtungszeitraums erreichten die Leukozytenwerte ihr Maximum mit Werten um 20000/$\mu$l.

Die Abb. 32 zeigt den Leukozytenverlauf, differenziert nach *Operationsart*. Wie in Abschn. 2 bereits ausgeführt, wiesen autotransplantierte und splenektomierte Tiere signifikant höhere Leukozytenausgangswerte auf als teilresezierte und scheinoperierte Tiere (p < 0,001). Unter Berücksichtigung der Leukozytenausgangswerte als Kovariate ergab sich für den gesamten Beobachtungszeitraum kein statistisch signifikanter Unterschied der Leukozytenwerte zwischen den 4 operativen Gruppen.

Analysierte man den mittleren Leukozytenverlauf von *immunisierten* und nichtimmunisierten Tieren während der Sepsis, so tendierten immunisierte Tiere zu einem flacheren Abfall und zu einer rascheren Erholung der Leukozytenwerte als nichtimmunisierte Tiere; zu den einzelnen Meßzeitpunkten war jedoch überwiegend kein statistisch signifikanter Unterschied zu beobachten. Lediglich 120, 240 und 480 min nach Induktion der Bakteriämie

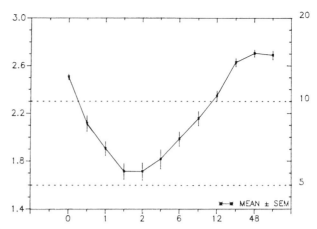

**Abb. 31.** Leukozytenwerte (Mittelwerte ± SEM) im Verlauf der Septikämie. Auf der Ordinate sind die logarithmisch transformierten (natürliche Logarithmen) Leukozytenwerte/$\mu$l Blut eingetragen, die Abszisse ist die Zeitachse in Stunden. Zur besseren Orientierung sind auf der rechten Y-Achse folgende Niveaus markiert: $5$ = 5000 Leukozyten/$\mu$l, $10$ = 10000 Leukozyten/$\mu$l, $20$ = 20000 Leukozyten/$\mu$l. Der Zeitpunkt 0 gibt den Zeitpunkt an, zu dem die intravenöse Pneumokokken-bolusinjektion abgeschlossen ist

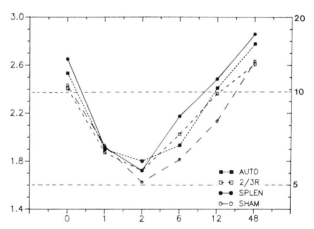

**Abb. 32.** Leukozytenwerte (Mittelwerte) im Verlauf der Septikämie, differenziert nach Operationsarten. Auf der Ordinate sind die logarithmisch transformierten (natürliche Logarithmen) Leukozytenwerte/$\mu$l Blut eingetragen, die Abszisse ist die Zeitachse in Stunden. Zur besseren Orientierung sind auf der rechten Y-Achse folgende Niveaus markiert: $5$ = 5000 Leukozyten/$\mu$l, $10$ = 10000 Leukozyten/$\mu$l, $20$ = 20000 Leukozyten/$\mu$l. Der Zeitpunkt 0 gibt den Zeitpunkt an, zu dem die intravenöse Pneumokokkenbolusinjektion abgeschlossen ist. *SHAM* Scheinoperation, *SPLEN* Splenektomie, *2/3 R* 2/3-Resektion der Milz, *AUTO* Autotransplantation der Milz

waren die Leukozytenwerte immunisierter Tiere signifikant höher als die nichtimmunisierter Tiere ($p < 0,05$). Ein ähnlicher Effekt war zu beobachten, wenn man der Analyse lediglich den Haupteffekt einer Vorbehandlung mit *MTP-PE* zugrundelegte. Nach *MTP-PE-Vorbehandlung* zeigten die Tiere einen wesentlich flacheren Abfall und eine raschere

50

Erholung der Leukozytenwerte als Plazebotiere; dieser Unterschied wurde 120 min nach Induktion der Septikämie statistisch signifikant (p < 0,05).

Bisher hatten wir lediglich Tiere mit und ohne Immunisation oder Tiere mit und ohne MTP-PE-Gabe verglichen, ohne zu berücksichtigen, daß ein Teil der Tiere auch beide oder keine dieser Maßnahmen erfahren hatte. Bei der Analyse der nichtimmunisierten Tiere mit MTP-PE-Vorbehandlung und der immunisierten Tiere ohne vorherige Gabe von MTP-PE zeigte sich, daß diese Strategien auch unabhängig voneinander einen deutlichen Schutz gegen die Entwicklung einer Leukopenie bieten. Dagegen wiesen nichtimmunisierte, Plazebovorbehandelte Tiere bereits 60 min nach Induktion der Pneumokokkenbakterikämie eine Leukopenie mit Werten unter 5000/$\mu$l auf. Das Minimum wurde 2 h nach Pneumokokkenapplikation mit Werten um 1500 Leukozyten/$\mu$l Blut erreicht. Die Leukopenie dauerte bis zur 6. Stunde an (Abb. 33).

Das Auftreten eines Leukozytensturzes auf Werte unter 5000/$\mu$l beim Schwein wird als wesentliches Kriterium einer Sepsis gewertet [67, 68, 216, 217, 238]. Ein Unterschreiten dieses Grenzwertes trat bei 14 (60,9 %) scheinoperierten Tieren, 12 (52,2 %) splenektomierten Tieren, 11 (47,8 %) teilresezierten Tieren und 10 (55,6 %) autotransplantierten Tieren auf. Die Häufigkeitsunterschiede waren statistisch nicht signifikant. Ein Leukozytensturz unter 5000/$\mu$l war bei 29 (64,4 %) der nichtimmunisierten und bei 18 (42,9 %) der immunisierten Tiere zu verzeichnen (p = 0,07). Auch die MTP-PE-Vorbehandlung hatte wesentlichen Einfluß auf die Entwicklung eines Leukozytensturzes. Während 29 (65,9 %) der Plazebotiere einen Leukozytensturz unter 5000/$\mu$l aufwiesen, kam es nur bei 18 (41,9 %) der MTP-PE-vorbehandelten Tiere zum Leukozytensturz (p < 0,05). Somit zeigen die Ergebnisse der Varianzanalyse über den gesamten Leukozytenverlauf und die Betrach-

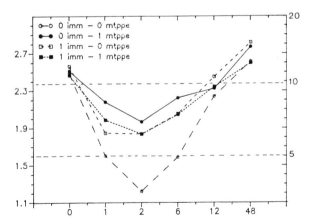

**Abb. 33.** Leukozytenwerte (Mittelwerte) im Verlauf der Septikämie differenziert nach Immunisation und MTP-PE-Vorbehandlung; *0 imm – 0 mtppe* nicht immunisiert + Plazebo, *0 imm – 1 mtppe* nicht immunisiert + MTP-PE, *1 imm – 0 mtppe* immunisiert + Plazebo, *1 imm – 1 mtppe* immunisiert + MTP-PE. Auf der Ordinate sind die logarithmisch transformierten (natürliche Logarithmen) Leukozytenwerte/$\mu$l Blut eingetragen, die Abszisse ist die Zeitachse in Stunden. Zur besseren Orientierung sind auf der rechten Y-Achse folgende Niveaus markiert: *5* = 5000 Leukozyten/$\mu$l, *10* = 10 000 Leukozyten/$\mu$l, *20* = 20 000 Leukozyten/$\mu$l. Der Zeitpunkt 0 gibt den Zeitpunkt an, zu dem die intravenöse Pneumokokkenbolusinjektion abgeschlossen ist

tung lediglich des Kriteriums des Leukozytensturzes gleichermaßen, daß Immunisation und MTP-PE-Vorbehandlung einen protektiven Effekt aufweisen.

Der Beginn der Leukopenie wurde durch die *Operationsart* und eine evtl. vorgenommene *Immunisation* nicht beeinflußt (Daten nicht dargestellt).

Eine Vorbehandlung mit *MTP-PE* führte im Vergleich mit Plazebotieren zu einer deutlichen Verzögerung des Beginns der Leukopenie (Peto-pike-Test $p < 0,05$). Während 57 % der Plazebotiere innerhalb der ersten 2 h nach Induktion der Bakteriämie eine Leukopenie entwickelt hatten, trat dieses Merkmal bei lediglich 39 % der MTP-PE-vorbehandelten Tiere innerhalb dieser Zeitspanne auf. Dieser Effekt war besonders bei den nichtimmunisierten Tieren zu beobachten ($p < 0,02$), während der Beginn der Leukopenie bei immunisierten Tieren durch eine MTP-PE-Vorbehandlung nicht zusätzlich verzögert wurde ($p = 0,7$) (Abb. 34).

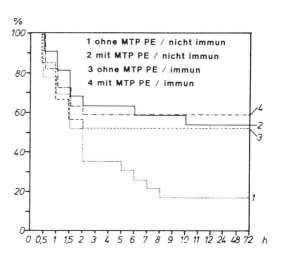

**Abb. 34.** Beginn der Leukopenie in Abhängigkeit von Immunisation und MTP-PE-Vorbehandlung; *Ordinate* kumulative Häufigkeit (%) der Tiere, die zum betreffenden Zeitpunkt keine Leukopenie entwickelt haben; *Abszisse* Zeit in Stunden nach Induktion der Pneumokokkenbakteriämie; *nicht immun* nicht immunisiert, *immun* immunisiert

Ähnlich wie der Beginn der Leukopenie, wurde die Dauer der Leukopenie weder durch *Operationsart* noch durch *Immunisation* beeinflußt (Daten nicht dargestellt). Lediglich die *MTP-PE-Vorbehandlung* besaß einen signifikanten Einfluß auf die Dauer der Leukopeniephase. Plazebo-vorbehandelte Tiere wiesen eine mittlere Leukopeniedauer von 2,8 h auf, dagegen war nach MTP-PE-Vorbehandlung eine mittlere Leukopeniedauer von 0,9 h zu beobachten ($p < 0,02$). Die Dauer der Leukopenie wurde in besonders hohem Maße bei den nichtimmunisierten Tieren durch eine MTP-PE-Vorbehandlung beeinflußt. Während nichtimmunisierte Tiere nach Plazebovorbehandlung durchschnittlich eine Leukopeniephase von 3,5 h aufzeigten, war nach MTP-PE-Vorbehandlung mit 0,7 h bei nichtimmunisierten Tieren die Leukopeniephase signifikant verkürzt ($p < 0,05$). Bei immunisierten Tieren zeigte die MTP-PE-Vorbehandlung keinen zusätzlich signifikanten Effekt (1,1 h).

Das Ausmaß des Leukozytensturzes wurde als natürlicher Logarithmus des Leukozytenminimalwertes oder als relativer Nadir der Leukopenie (Leukozytenminimalwert/Leukozytenausgangswert) berechnet. Der relative Nadir der Leukopenie wurde durch die *Operationsart* oder *Immunisation* nicht beeinflußt (Daten nicht dargestellt), in hohem Maße jedoch von der *MTP-PE-Vorbehandlung*. Plazebotiere machten eine profunde Leukopenie mit einem Abfall der Leukozytenwerte auf etwa 30 % der Ausgangswerte durch, während nach MTP-PE-Vorbehandlung die Werte lediglich auf knapp 50 % abfielen ($p < 0,001$).

Um die klinische Bedeutung der einzelnen Leukozytenparameter zu ermitteln, erfolgte die Bestimmung einer punktbiserialen Korrelation zwischen den einzelnen Parametern und dem Merkmal Tod mit Hilfe der T-Statistik.

Tabelle 13 zeigt die Verteilung des Merkmals Leukopenie gegenüber dem Merkmal Tod. Bei insgesamt 40 Tieren war während der Dauer des Beobachtungszeitraums keine Leukopenie zu verzeichnen; in dieser Gruppe verstarben 3 Tiere, dagegen verstarben 12 von 47 Tieren, bei denen sich eine Leukopenie entwickelte. Damit war die Entwicklung einer Leukopenie signifikant mit dem Merkmal Tod korreliert ($p < 0,05$).

**Tabelle 13.** Auftreten des Merkmals Leukopenie in Abhängigkeit vom Merkmal Tod (Fischer's Exact-Test $p < 0,05$)

| Leukopenie | Überlebende Tiere | Verstorbene Tiere | Gesamt |
|---|---|---|---|
| Nein | 37 (51,4 %) | 3 (20,0 %) | 40 (46,0 %) |
| Ja | 35 (48,6 %) | 12 (80,0 %) | 47 (54,0 %) |
| Gesamt | 72 (82,8 %) | 15 (17,2 %) | |

Bei den überlebenden Tieren fielen die Leukozyten im Mittel auf 47 % des Ausgangswertes, während bei den Tieren, die die Pneumokokkenbakteriämie nicht überlebten, ein Abfall auf im Mittel 30,5 % des Ausgangswertes beobachtet wurde ($p < 0,05$). Analysierte man lediglich die im Verlauf der Pneumokokkenbakteriämie aufgetretenen minimalen Leukozytenwerte, so fielen bei den überlebenden Tieren die Leukozyten auf einen mittleren Wert von 5900/$\mu$l Blut, während bei den Tieren, die die Sepsis nicht überlebten ein minimaler mittlerer Leukozytenwert von 3900/$\mu$l Blut beobachtet wurde ($p < 0,01$). Somit stieg die Sterbewahrscheinlichkeit mit zunehmendem Abfall der Leukozyten im Verlauf der Pneumokokkenbakteriämie.

Zusammenfassend wurde das Verhalten der Leukozyten nicht durch eine Splenektomie oder andere Operationen an der Milz beeinflußt, dagegen konnte für die Immunisation und die MTP-PE-Vorbehandlung unabhängig voneinander ein protektiver Effekt auf die Entwicklung einer Leukopenie und auf das damit korrelierende Überleben aufgezeigt werden.

### 3.6.2.3 Thrombozytenverlauf

Als weiteres Kriterium einer experimentellen Septikämie wird ein Thrombozytensturz um mehr als 30 % des Ausgangswertes bzw. die Entwicklung einer Thrombozytopenie mit Werten unter 100 000/$\mu$l gewertet [67,68].

Abbildung 35 zeigt den Thrombozytenverlauf aufgeschlüsselt nach der *Operationsart*. Wir fanden bei den splenektomierten und autotransplantierten Schweinen vor Induktion der Sepsis signifikant höhere Thrombozyten im Vergleich zu scheinoperierten und milzresezierten Tieren ($p < 0,05$). Bei allen Tieren kam es im Verlauf der Sepsis zu einem leichten Abfall der Thrombozytenzahlen, der jedoch nie so stark ausgeprägt war, daß eine echte

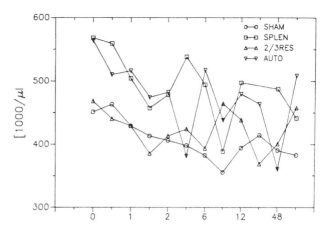

**Abb. 35.** Thrombozytenwerte (Mittelwerte) im Verlauf der Septikämie differenziert nach Operationsart; *SHAM* Scheinoperation, *SPLEN* Splenektomie, *2/3 Res* 2/3-Resektion der Milz, *AUTO* Autotransplantation der Milz; *Ordinate* Thrombozyten (x 1000/$\mu$l); *Abszisse* Zeit in Stunden. Der Zeitpunkt 0 gibt den Zeitpunkt an, zu dem die intravenöse Pneumokokkenbolusinjektion abgeschlossen ist

Thrombozytopenie mit Werten unter 100 000/$\mu$l Blut erreicht wurde. Im Hinblick auf die Operationsart zeigten sich im zeitlichen Verlauf keine statistisch signifikanten Unterschiede zwischen den einzelnen Gruppen (Abb. 35).

Auch bei den *immunisierten* bzw. nichtimmunisierten Tieren war ein leichter Abfall der Thrombozytenwerte zu verzeichnen, ohne daß in der Regel eine Thrombozytopenie beobachtet werden konnte. Immunisierte Tiere tendierten zu einem flacheren Abfall der Thrombozytenwerte als nichtimmunisierte Tiere. Im zeitlichen Verlauf war ein statistisch signifikanter Unterschied lediglich 30, 60, 120 und 180 min nach Induktion der Bakteriämie zu beobachten (p < 0,05) (Daten nicht dargestellt).

Eine MTP-PE-Vorbehandlung resultierte, abgesehen von einem kurzzeitigen Abfall der Thrombozytenzahlen, in einer weitgehenden Konstanz der Blutplättchenwerte.

Der Unterschied zwischen Plazebo- und MTP-PE-Tieren erreichte jedoch nicht das Signifikanzniveau (p = 0,09) (Daten nicht dargestellt).

Nichtimmunisierte Plazebotiere zeigten einen deutlichen Thrombozytenabfall, der sein Maximum 24 h nach Induktion der Bakteriämie erreichte. Eine MTP-PE-Vorbehandlung resultierte in einem weniger flachen Abfall der Thrombozyten. Bei immunisierten Tieren beeinflußte eine MTP-PE-Vorbehandlung den Verlauf der Thrombozyten kaum (Abb. 36).

Insgesamt zeigten 53 Tiere einen Abfall der Thrombozyten um mehr als 30 % des Ausgangswertes. Die Inzidenz eines Thrombozytensturzes wurde jedoch durch Operationsart, Immunisation oder MTP-PE-Vorbehandlung nicht eindeutig beeinflußt (Daten nicht dargestellt). Gleiches galt für die relative Dauer der Thrombozytopenie (Anzahl der Meßzeitpunkte mit um mehr als 30 % des Ausgangswertes verminderten Thrombozyten/Gesamtzahl der Meßzeitpunkte) und den Nadir des Thrombozytensturzes (minimale Thrombozytenwerte/Thrombozytenausgangswerte) (Daten nicht dargestellt).

Zusammenfassend ließ sich für das Verhalten der Thrombozyten im Verlauf der Pneumokokkenseptikämie nur bei einem Teil der Tiere ein deutlicher Abfall zeigen. Dabei war kein Einfluß der Splenektomie oder milzerhaltender Operationsverfahren im Vergleich

54

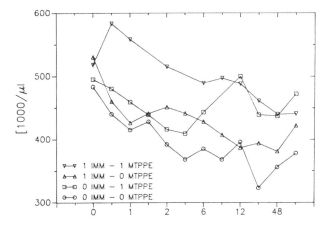

**Abb. 36.** Thrombozytenwerte (Mittelwerte) im Verlauf der Septikämie differenziert nach Immunisation und MTP-PE-Vorbehandlung. Der Zeitpunkt 0 gibt den Zeitpunkt an, zu dem die intravenöse Pneumokokkenbolusinjektion abgeschlossen ist; *0 IMM 0 MTP-PE* nicht immunisiert, Plazebo, *0 IMM 1 MTP-PE* nicht immunisiert, MTP-PE, *1 IMM 0 MTP-PE* immunisiert, Plazebo, *1 IMM 1 MTP-PE* immunisiert, MTP-PE; *Ordinate* Thrombozyten (x 1000/$\mu$l); *Abszisse* Zeit in Stunden

zur Scheinoperation festzustellen. Die Immunisation bzw. die Vorbehandlung mit MTP-PE hatten nur einen leichten protektiven Effekt und beeinflußten die Entwicklung eines Thrombozytenabfalls nur in geringem Maße.

### 3.6.2.4 Elimination von Pneumokokken aus dem peripheren Blut

Die Splenektomie soll zu einer Verzögerung der Elimination von Pneumokokken aus dem peripheren Blut führen, die als wesentlicher pathogenetischer Mechanismus der Postsplenektomiesepsis gewertet wird.

Abbildung 37 zeigt exemplarisch die Pneumokokkeneliminationskurven im peripheren Blut für vergleichbare Untergruppen splenektomierter und scheinoperierter Tiere.

Die Elimination von Pneumokokken des Serotyps 6B aus dem peripheren Blut geschieht beim Göttinger Minischwein rasch. Viable Keime konnten bei der Mehrzahl der Tiere 2 h nach Induktion der Pneumokokkenbakteriämie im peripheren Blut nicht mehr nachgewiesen werden.

Da die immunisierten Tiere im Vergleich zu den nichtimmunisierten Tieren ein höheres Körpergewicht aufwiesen (p < 0,001), erfolgte eine Gewichtskorrektur der Meßwerte für die colony forming units (CFU) im peripheren Blut. Für alle 4 *Operationsarten* war eine gleichförmige Elimination aus dem peripheren Blut zu beobachten (Abb. 38).

Dagegen hatte die *Immunisation* offenbar eine raschere Elimination der Keime zur Folge (Abb. 39); der gleiche Effekt war nach Vorbehandlung mit *MTP-PE* zu beobachten (Abb. 40).

Die nichtimmunisierten Tiere profitierten bezüglich der Elimination von Pneumokokken aus dem peripheren Blut am meisten von einer MTP-PE-Vorbehandlung. Bei der Mehrzahl der nichtimmunisierten Plazebotiere waren 120 min nach Induktion der Septikämie noch viable Keime nachzuweisen, während nach MTP-PE-Vorbehandlung bereits 60 min nach

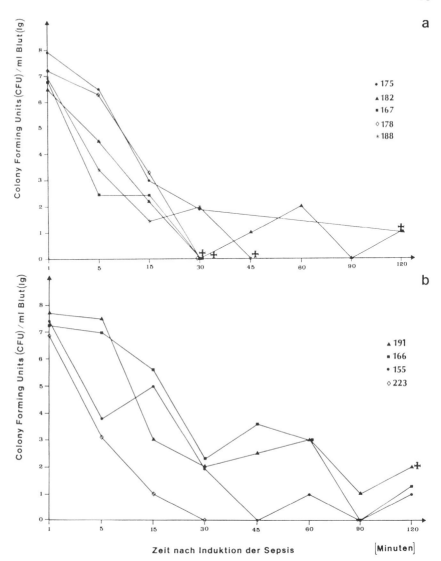

**Abb. 37 a, b.** Pneumokokkeneliminationseinzelverläufe. **a** Scheinoperation, nicht immunisiert, Plazebo; **b** Splenektomie, nicht immunisiert, Plazebo; *Ordinate* colony forming units (CFU) in Zehnerlogarithmen transformiert/ml Blut; *Abszisse* Zeit in Minuten; der Ausgangswert wurde 1 min nach Bolusinjektion gemessen; + verstorben

Induktion der Septikämie viable Keime nicht mehr nachweisbar waren. Bei immunisierten Tieren war unabhängig von einer MTP-PE-Vorbehandlung die Elimination bei 60 min abgeschlossen (Abb. 41).

Neun Tiere wiesen nach Ablauf von 120 min nach Injektion der Bakterien eine Bakteriämie mit bis zu $10^3$ CFU/ml Blut auf. Dabei handelte es sich ausschließlich um nicht-immunisierte, plazebovorbehandelte Tiere (p < 0,001).

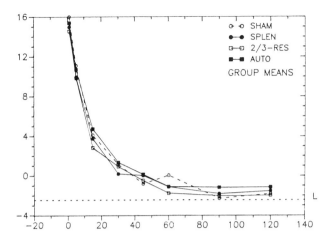

**Abb. 38.** Pneumokokkenelimination im peripheren Blut, differenziert nach Operationsarten; *Ordinate* colony forming units (CFU) logarithmisch transformiert/ml Blut (Mittelwerte) (natürliche Logarithmen); *Abszisse* Zeit in Minuten. Der Ausgangswert wurde 1 min nach Bolusinjektion gemessen. Die gestrichelte Linie parallel der Abszisse entspricht der Nachweisgrenze; *SHAM* Scheinoperation, *SPLEN* Splenektomie, *2/3-RES* Milzteilresektion, *AUTO* Autotransplantation

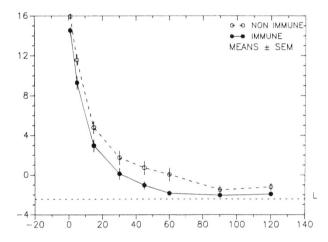

**Abb. 39.** Pneumokokkenelimination im peripheren Blut differenziert nach Immunisation; *Ordinate* colony forming units (CFU) logarithmisch transformiert/ml Blut (Mittelwerte ± SEM) (natürliche Logarithmen); *Abszisse* Zeit in Minuten. Der Ausgangswert wurde 1 min nach Bolusinjektion gemessen. Die gestrichelte Linie parallel der Abszisse entspricht der Nachweisgrenze; *NON IMMUNE* nicht immunisiert, *IMMUNE* immunisiert

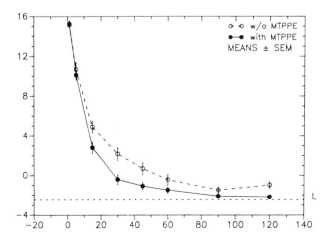

**Abb. 40.** Pneumokokkenelimination im peripheren Blut differenziert nach MTP-PE-Vorbehandlung; *Ordinate* colony forming units (CFU) logarithmisch transformiert/ml Blut (Mittelwert ± SEM) (natürliche Logarithmen); *Abszisse* Zeit in Minuten. Der Ausgangswert wurde 1 min nach Bolusinjektion gemessen. Die gestrichelte Linie parallel der Abszisse entspricht der Nachweisgrenze; *w/o MTP-PE* Plazebovorbehandlung, *with MTP-PE* MTP-PE-Vorbehandlung

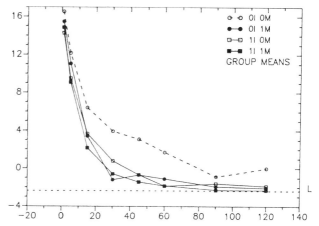

**Abb. 41** Pneumokokkenelimination im peripheren Blut differenziert nach Immunisation und MTP-PE-Vorbehandlung; *Ordinate* colony forming units (CFU) logarithmisch transformiert/ml Blut (Mittelwerte) (natürliche Logarithmen); *Abszisse* Zeit in Minuten. Der Ausgangswert wurde 1 min nach Bolusinjektion gemessen. Die gestrichelte Linie parallel der Abszisse entspricht der Nachweisgrenze; *OI OM* nicht immunisiert, Plazebo; *OI IM* nicht immunisiert, MTP-PE; *II OM* immunisiert, Plazebo; *II IM* immunisiert, MTP-PE

Mit Hilfe der linearen Regressionsanalyse wurde für das Zeitintervall bis 120 min nach Induktion der Septikämie eine ideale Gerade an die Keimkonzentration im Blut über die Zeit angelegt. Die Steigung dieser Geraden wurde als Maß für die Eliminationsrate von Pneumokokken aus dem peripheren Blut herangezogen. Die 3faktorielle Varianzanalyse für die Eliminationsrate ergab einen hochsignifikanten Einfluß für die *Immunisation* und für die *MTP-PE*-Vorbehandlung ($p < 0,05$), während die *Operationsart* keinen Einfluß auf die Eliminationsrate besaß (Daten nicht dargestellt). Nichtimmunisierte Plazebotiere zeichneten

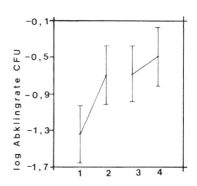

**Abb. 42.** Pneumokokkeneliminationsrate aus dem peripheren Blut in Abhängigkeit von Immunisation und MTP-PE-Vorbehandlung über 2 h (logarithmierte Mittelwerte/95 %-Konfidenzintervalle); *Ordinate* logarithmierte invertierte Eliminationsraten

58

sich durch eine langsame Elimination aus, während eine MTP-PE-Vorbehandlung in einem signifikanten Anstieg der Eliminationsrate auf das Doppelte resultierte ($p < 0,05$).

Immunisierte Plazebotiere zeigten eine rasche Elimination, die durch MTP-PE nicht mehr wesentlich gesteigert werden konnte (Abb. 42).

Ebenso wie bei dem Leukozytensturz haben wir versucht, die Bakterienelimination mit dem Überleben zu korrelieren.

Die Eliminationsrate war signifikant mit dem Merkmal Überleben korreliert ($p < 0,01$) (Abb. 43). Überlebende Tiere wiesen eine schnellere Elimination auf, als die Tiere, die während der Pneumokokkensepsis verstarben.

Zusammenfassend ließ sich nach Splenektomie oder milzerhaltenden Operationsverfahren im Vergleich zur Scheinoperation kein Unterschied in der Elimination von Pneumokokken aus dem peripheren Blut nach Induktion einer Pneumokokkenbakteriämie finden. Die Immunisation und eine Vorbehandlung mit MTP-PE resultierte dagegen in einem signifikanten Anstieg der Eliminationsrate, die mit dem Merkmal Überleben korreliert war.

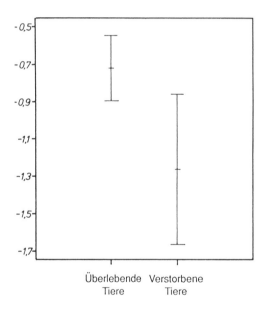

**Abb. 43.** Pneumokokkeneliminationsrate in Abhängigkeit vom Überleben. *Ordinate* logarithmierte invertierte Eliminationsraten

*3.6.2.5 Hämatokritverlauf unter Septikämie*

Im Rahmen einer Sepsis kommt es zu einer Hämokonzentration als Ausdruck des Verlustes von intravasaler Flüssigkeit ins Interstitium bedingt durch einen Kapillarpermeabilitätsschaden. Diese Hämokonzentration läßt sich mit Hilfe des Hämatokrits abschätzen.

Abbildung 44 zeigt den Hämatokritverlauf aller 87 Tiere. Während der ersten 4 h der Sepsis kam es zu einem Anstieg des Hämatokrits von $36,6\,\% \pm 0,7\,\%$ auf $41,4\,\% \pm 1,1\,\%$. Zum Ende des Beobachtungszeitraums (72 h) normalisierte sich der Hämatokritwert. Für den Hämatokritverlauf ließ sich kein Einfluß der Operationsart, einer Immunisation oder einer MTP-PE-Vorbehandlung feststellen (Daten nicht dargestllt); dies galt auch für den im Verlauf der Sepsis maximal erreichten Hämatokritwert (Daten nicht dargestellt).

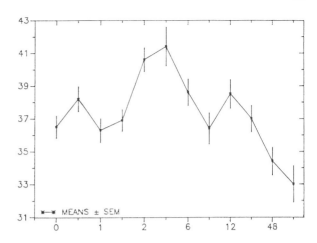

**Abb. 44.** Gesamthämatokrit im Verlauf der Sepsis im Mittel aller Tiere (Mittelwert ± SEM); *Ordinate* Gesamthämatokrit (%); *Abszisse* Zeit in Stunden. Der Zeitpunkt 0 gibt den Zeitpunkt an, zu dem die intravenöse Pneumokokkenbolusinjektion abgeschlossen ist. Bei der Analyse der Einzelgruppen zeigte sich kein signifikanter Unterschied

*3.6.2.6 Gesamtproteinverlauf im Serum*

Im Rahmen des septischen Kapillarpermeabilitätsschadens kommt es auch zum Verlust von Serumprotein ins Interstitium.

Der Verlauf des mittleren Serumproteingehalts aller Tiere unter der Pneumokokkensepsis ist in Abb. 45 dargestellt.

Das Serumprotein fiel kontinuierlich von einem Ausgangswert von 6,8 g/100 ml ± 0,05 ab, um sein Minimum 24 h nach Induktion der Bakteriämie mit $6,5 \pm 0,1$ g/100 ml zu erreichen. Danach erholte sich der Serumproteinspiegel und erreichte mit dem Ende des Beobachtungszeitraums von 72 h den Ausgangswert.

In der 3faktoriellen Varianzanalyse ergab sich für die 3 Hauptfaktoren *Operationsart, Immunisation* und *MTP-PE*-Vorbehandlung zu keinem Zeitpunkt ein signifikanter Unterschied (Daten nicht dargestellt).

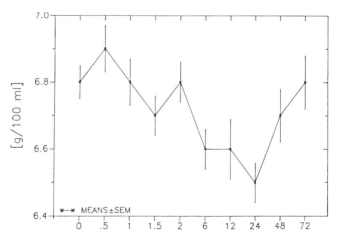

**Abb. 45.** Verlauf des Gesamtproteins im Serum während der Pneumokokkensepsis (Mittelwert/ SEM); *Ordinate* Gesamtprotein im Serum (g/100 ml); *Abszisse* Zeit in Stunden. Bei der Analyse der Einzelgruppen zeigte sich kein statistisch signifikanter Unterschied

Sowohl der Nadir des Gesamteiweißabfalls (Minimalwert des Serumproteins/Serum-proteinausgangswert) wie auch die Zeit bis zum Nadir des Serumgesamteiweißes wurde weder durch Splenektomie bzw. milzerhaltende Operationen, noch durch Immunisation oder MTP-PE-Vorbehandlung beeinflußt (Daten nicht dargestellt).

### 3.6.2.7 Temperaturverlauf

Als weiteres Kriterium einer Sepsis gilt die Entwicklung einer Temperatur über 38,5 °C. Nahezu alle Tiere entwickelten während der Dauer des Beobachtungszeitraumes hohe Temperaturen, teilweise bis 41 °C (Abb. 46).

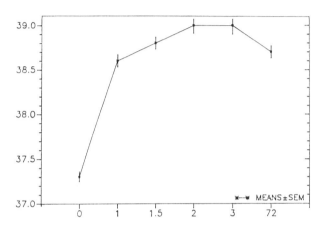

**Abb. 46.** Temperaturverlauf unter. Sepsis (°C-Mittelwerte/SEM); *Ordinate* rektal gemessene Körpertemperatur (°C); *Abszisse* Zeit in Stunden. Der Zeitpunkt 0 gibt den Zeitpunkt an, zu dem die intravenöse Pneumokokken-bolusinjektion abgeschlossen ist

Vor Induktion der Sepsis wiesen die Tiere eine durchschnittliche rektale Körpertemperatur von $37,3° \pm 0,05$ °C auf. Nach Induktion der Bakteriämie stieg die Körpertemperatur rasch, um nach 2 h ihr Maximum mit $39,0 \pm 0,1$ °C zu erreichen. Die maximal erreichte Körpertemperatur wurde durch die *Operationsart* nicht beeinflußt. Scheinoperierte Tiere wiesen im Mittel eine maximale Temperatur von $38,9$ °C auf, splenektomierte Tiere eine Temperatur von $39,1$ °C, autotransplantierte Tiere zeigten mit $39,7$ °C die höchste mittlere Temperatur. Der Unterschied zwischen den einzelnen operativen Gruppen war statistisch nicht signifikant.

Die *immunisierten* Tiere zeigten mit $39,5 \pm 0,1$ °C eine höhere maximale Temperatur als nichtimmunisierte Tiere ($39° \pm 0,1$ °C) ($p < 0,01$). Die *MTP-PE*-Vorbehandlung besaß keinen Einfluß auf die maximale Temperatur. Auch für die Temperaturdifferenz zwischen maximal erreichtem Wert und Ausgangswert wurden ähnliche Ergebnisse ermittelt (Daten nicht dargestellt). Maximale Körpertemperatur und das Merkmal Überleben waren signifikant miteinander korreliert ($p < 0,01$). Überlebende Tiere erreichten im Verlauf der Pneumokokkenbakteriämie eine maximale Körpertemperatur von $39,4$ °C, während die Körpertemperatur bei den Tieren, die die Bakteriämie nicht überlebten, auf ein Maximum von $38,7$ °C anstieg. Mit höherer Körpertemperatur erhöhte sich auch die Überlebenswahrscheinlichkeit, vielleicht als Ausdruck einer besseren Reaktion des tierischen Organismus auf den infektiösen Stimulus.

Zusammenfassend ließ sich eine Abhängigkeit der Entwicklung septischer Temperaturen von der Operationsart oder einer Vorbehandlung mit MTP-PE nicht zeigen. Immunisierte Tiere zeigten eine signifikant höhere maximale Körpertemperatur als nichtimmunisierte Tiere. Eine höhere Körpertemperatur scheint jedoch einen positiven Effekt auf das Überleben zu haben.

### 3.6.2.8 Sektionsergebnisse

*Pleuraergüsse*
Von 87 Tieren verstarben 15 Tiere während des Beobachtungszeitraums von 72 h am septischen Schock und wurden – sofern organisatorisch möglich – sofort seziert. 72 Tiere überlebten den Beobachtungszeitraum von 72 h und wurden nach Abtötung obduziert. Von insgesamt 85 sezierten Tieren zeigte sich ein Pleuraerguß bei 35 Tieren, wobei die Inzidenz des Pleuraergusses von *Operationsart, Immunisation* oder Vorbehandlung mit *MTP-PE* nicht beeinflußt wurde (Daten nicht dargestellt).

*Aszites*
Ein Aszites konnte bei insgesamt 38 von 86 sezierten Tieren festgestellt werden (44,2 %). Die Inzidenz des Aszites wurde durch *Operationsart, Immunisation* oder *MTP-PE*-Vorbehandlung nicht beeinflußt (Daten nicht dargestellt).

*Keimnachweis in Lunge, Leber und Milz bzw. Milzautotransplantat*
Ein Nachweis viabler Pneumokokken durch Lebergewebeausstriche auf Blutagarplatten gelang bei insgesamt 73 von 84 untersuchten Tieren (86,9 %). Auch hier wurde das Merkmal Keimnachweis nicht durch einen der 3 Hauptfaktoren beeinflußt.

Der Nachweis viabler Pneumokokken in der Lunge gelang bei 78 von 84 untersuchten Tieren (92,9 %). Operationsart, MTP-PE-Vorbehandlung und Immunisation beeinflußten den Keimnachweis in der Lunge nicht.

Ein Keimnachweis in der Milz bzw. dem Milzautotransplantat gelang bei 37 von 52 untersuchten Tieren (71,1 %); seine Häufigkeit wurde ebenfalls nicht durch die Operationsart, die Immunisation oder die MTP-PE-Behandlung beeinflußt.

*Milzgewicht*
Für die Bestimmung des Regenerationspotentials der Milz wird das Milzfeuchtgewicht angegeben [193]. Tabelle 14 zeigt die Analyse des Milz- bzw. Autotransplantatfeuchtgewichts der nichtimmunisierten Tiere (3 Monate postoperativ) und der immunisierten Tiere (7 Monate postoperativ).

Bei den nichtimmunisierten Tieren, die 3 Monate nach Operation in die Pneumokokkensepsisversuche eingingen, wurden nach Scheinoperation ein durchschnittliches Milzgewicht von 110 g ± 57 g gefunden, während nach Milzteilresektion das mittlere Milzgewicht mit 60 g ± 18 g und nach Autotransplantation mit 12 g ± 9,3 g festgestellt wurde. Sieben Monate postoperativ wurde anläßlich der Sektionen der immunisierten Tiere das durchschnittliche Milzgewicht nach Scheinoperation mit 114 g ± 54 g bestimmt, während nach 2/3-Resektion das Milzgewicht 86 g ± 29 g und das Autotransplantatgewicht 11,7 g ± 10 g betrug. Diese Ergebnisse zeigen, daß nach Milzteilresektion selbst nach mehreren Monaten das normale Milzgewicht nicht erreicht wird, während bei den Autotransplantaten im Mittel ein Gewicht von 12 g nicht überschritten wird.

**Tabelle 14.** Milz- bzw. Autotransplantatfrischgewichte. Angegeben sind jeweils Mittelwerte $\pm$ SEM

| Operationsart | Absolutes Milzgewicht (g) | | Relatives Milzgewicht [Milzgewicht (g)/Körpergewicht (g)] | |
|---|---|---|---|---|
| | 3 Monate postoperativ | 7 Monate postoperativ | 3 Monate postoperativ | 7 Monate postoperativ |
| Scheinoperation | $110,0 \pm 57,5$ | $114,7 \pm 54,2$ | $0,0043 \pm 0,0024$ | $0,0033 \pm 0,0012$ |
| Milzteilresektion | $60,8 \pm 18,1$ | $86,5 \pm 28,3$ | $0,0027 \pm 0,0012$ | $0,0025 \pm 0,0009$ |
| Autotransplantation | $12,0 \pm 9,3$ | $11,7 \pm 10,0$ | $0,00047 \pm 0,0004$ | $0,00038 \pm 0,0003$ |

*Korrelation zwischen Milzgewicht bzw. Autotransplantatgewicht und Überleben*
Die punktbiserialen Korrelationen zwischen dem Milzgewicht bzw. dem Autotransplantatgewicht in Gramm und dem Überleben wurden mit der T-Statistik überprüft. Dabei konnte keine signifikante Korrelation festgestellt werde, gleichgültig, ob der Berechnung das absolute Milzgewicht in Gramm oder das relative Milzgewicht (Milzgewicht in Gramm/Körpergewicht in Gramm) zugrundegelegt wurde (Daten nicht dargestellt).

## 3.7 Einfluß einer MTP-PE-Vorbehandlung auf den Verlauf einer Pneumokokkenbakteriämie bei nichtoperierten Tieren

Um die Effekte einer MTP-PE-Vorbehandlung auf den Verlauf einer Pneumokokkensepsis in einem weniger komplexen experimentellen Protokoll zu überprüfen, erfolgte die Induktion einer Bakteriämie mit $10^{10}$ Pneumokokken des Serotyps 6B bei 14 nichtoperierten Hausschweinen im Alter von 3 Monaten. Eine Gruppe erhielt 24 h vor Induktion der Bakteriämie Plazebo (Liposomen ohne MTP-PE) intravenös, bei der anderen Gruppe erfolgte zum gleichen Zeitpunkt die intravenöse Gabe von 1 mg MTP-PE in Liposomenfraktion.

### 3.7.1 Letalität der Pneumokokkenbakteriämie

Innerhalb des Beobachtungszeitraums von 24 h verstarben 5 von 7 Plazebotieren, während alle 7 MTP-PE-vorbehandelten Tiere die Bakteriämie überlebten. Der Unterschied der Letalitätszahlen war statistisch signifikant ($p < 0,05$); damit konnte bestätigt werden, daß eine MTP-PE-Vorbehandlung die Tiere vor den deletären Folgen einer Pneumokokkenbakteriämie zu schützen vermochte.

Zur nochmaligen Verdeutlichung der Effekte einer MTP-PE-Vorbehandlung zeigt Tabelle 15 eine Gegenüberstellung der Letalitätszahlen der operierten Tiere der 1. Versuchsserie, denen $10^9$ Pneumokokken injiziert wurden, und der nichtoperierten Tiere der 2. Versuchsserie, denen $10^{10}$ Pneumokokken injiziert wurden. Die Angabe der Letalitätszahlen der ersten Versuchsserie erfolgt dabei ohne Berücksichtigung der Operationsart, lediglich aufgeschlüsselt nach Immunisation und MTP-PE-Vorbehandlung.

Wie bereits in Abschn. 3.6.2.1 diskutiert, wurde in der Plazebogruppe der nichtimmunisierten Tiere, unabhängig von der Operation, nach Injektion von $10^9$ Pneumokokken eine Letalität von 48 % beobachtet, die nach MTP-PE-Vorbehandlung auf 4 % abfiel ($p < 0,05$).

63

**Tabelle 15.** Effekte einer MTP-PE-Vorbehandlung auf die Letalität einer experimentellen Pneumokokkenseptikämie. Anzahl der im Beobachtungszeitraum verstorbenen Tiere/Gesamtzahl der Tiere (Letalität in %)

| Vorbehandlung | 1. Versuchsserie | 1. Versuchsserie | 2. Versuchsserie |
|---|---|---|---|
| | Nichtimmunisiert Göttinger Miniaturschweine $10^9$ Pneumokokken | Immunisiert Göttinger Miniaturschweine $10^9$ Pneumokokken | Nicht operiert Hausschweine $10^{10}$ Pneumokokken |
| Liposomen | 11/23 (48 %) | 1/21 (5 %) | 5/7 (71 %) |
| MTP-PE-Liposomen | 1/22  (4 %)[a] | 2/21 (5 %)[b] | 0/7  (0 %)[a] |

[a] $p < 0,05$ ($\chi$-Quadrat-Test mit Yates Korrektur) im Vergleich zur Plazebogruppe.
[b] Nicht signifikant im Vergleich zur Plazebogruppe.

Auch die alleinige Immunisation führte zu einer Reduktion der Letalität auf 5 %, die durch zusätzliche MTP-PE-Vorbehandlung nicht mehr weiter gesteigert werden konnte.

### 3.7.2 Leukozyten im Verlauf der Pneumokokkenbakteriämie

Bei allen Tieren der 2. Serie entwickelte sich, unabhängig von einer MTP-PE-Vorbehandlung, eine profunde Leukopenie mit Leukozytenwerten unter 5000/$\mu$l Blut. Abb. 47 zeigt den Leukozytenverlauf beider Untergruppen.

MTP-PE-vorbehandelte Tiere zeigten im Vergleich zu Plazebotieren während der Bakteriämie einen weniger ausgeprägten Leukozytensturz, der sich auch in der Analyse der erreichten Leukozytenminimalwerte niederschlug. Eine Plazebovorbehandlung resultierte in mittleren Minimalwerten von 3800 Leukozyten/$\mu$l Blut $\pm150$, während nach MTP-PE-Vorbehandlung minimale Leukozytenwerte von 4400/$\mu$l Blut $\pm100$ erreicht wurden (Angabe in Mittelwerten/95 %-Konfidenzintervalle) ($p < 0,02$). Berücksichtigt man den Nadir der Leukopenie (Leukozytenminimalwert/Leukozytenausgangswert), so fielen bei den Pla-

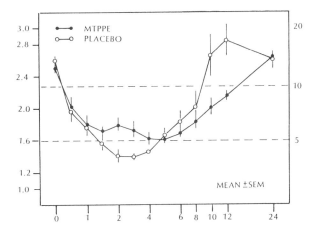

**Abb. 47.** Leukozyten im Verlauf der Pneumokokkenbakteriämie in Abhängigkeit von einer MTP-PE-Vorbehandlung (Mittelwerte ± SEM). Die Leukozytenwerte sind logarithmiert (natürliche Logarithmen). Zum Zeitpunkt 0 erfolgt die Induktion der Pneumokokkenbakteriämie mit $10^{10}$ Pneumokokken 6B; *Ordinate* Leukozyten; *Abszisse* Zeit in Stunden

zebotieren die Leukozyten auf 29 % ± 1 % des Ausgangswertes, bei den MTP-PE-Tieren auf 36 % ± 2 % des Ausgangswertes (Angabe in Mittelwerten/95 %-Konfidenzintervalle) ($p < 0,02$). Der Beginn der Leukopenie wurde durch eine MTP-PE-Vorbehandlung im Mittel um 1 h verzögert; die Phase der Leukopenie begann bei den Plazebotieren 1,5 h nach Induktion der Bakteriämie, bei den MTP-PE-Tieren 2,5 h (nicht signifikant).

Auch die Dauer der Leukopenie wurde durch MTP-PE beeinflußt; sie wurde als relative Dauer (Anzahl der Meßzeitpunkte mit Leukozytenwerten $< 5000/\mu l$/Gesamtzahl der gültigen Messungen) bzw. als absolute Dauer der Leukopenie in Stunden berechnet. Bei 43 % der Meßzeitpunkte war nach Plazebovorbehandlung eine Leukopenie nachweisbar, während nach MTP-PE-Vorbehandlung nur bei 24 % der Meßzeitpunkte eine Leukopenie festzustellen war ($p < 0,05$). Eine ähnliche Tendenz war zu verzeichnen, wenn man der Analyse die absolute Dauer der Leukopenie in Stunden zugrundelegte. Im Mittel dauerte die Leukopenie bei Plazebotieren 3,2 h, eine MTP-PE-Behandlung resultierte in einer Verkürzung der Leukopenie auf 2,4 h (nicht signifikant). Zusammenfassend konnte auch bei Verwendung einer höheren Keimdosis und nichtoperierter Hausschweine durch MTP-PE ein protektiver Effekt im Hinblick auf die Entwicklung einer Leukopenie gefunden werden.

### 3.7.3 Verhalten der Thrombozyten im Verlauf der Pneumokokkenbakteriämie

Bei allen Tieren kam es zu einem Abfall der Thrombozytenzahlen um mehr als 30 % des Ausgangswertes.

MTP-PE-vorbehandelte Tiere tendierten zu einem späteren Abfall der Thrombozyten. Im Mittel begann die Phase des Thrombozytenabfalls bei den Plazebotieren 1,2 h nach Induktion der Bakteriämie, während nach MTP-PE-Behandlung diese Phase 2,6 h nach Bolusinjektion der Pneumokokken begann (nicht signifikant).

Die Dauer des Thrombozytensturzes in Stunden wurde durch MTP-PE-Gabe nicht beeinflußt, sie dauerte im Mittel 7,5 h (Daten nicht dargestellt). Dies galt auch für die relative Dauer des Thrombozytensturzes (Anzahl der Meßzeitpunkte mit Thrombozytenzahlen von weniger als 70 % der Ausgangswerte/Gesamtzahl der Meßzeitpunkte) (Daten nicht dargestellt).

Auch das Ausmaß des Thrombozytensturzes wurde, wie bei den operierten Tieren (s. 3.6.2.3) nicht durch MTP-PE-Gabe beeinflußt.

Plazebotiere zeigten einen Abfall auf mittlere minimale Thrombozytenzahlen von $195\,000/\mu l$ Blut, nach MTP-PE-Vorbehandlung wurden mittlere minimale Thrombozytenzahlen von $192\,000/\mu l$ beobachtet (nicht signifikant). Ähnliches galt für den Nadir des Thrombozytensturzes (Thrombozytenminimalwerte/Thrombozytenausgangswerte).

### 3.7.4 Elimination von Pneumokokken aus dem peripheren Blut

Wie bei Miniaturschweinen geschieht die Elimination von Pneumokokken des Serotyps 6B aus dem Blut von Hausschweinen rasch, obwohl hier eine um eine Zehnerpotenz höhere Keimdosis verwendet wurde. Abb. 48 zeigt die Pneumokokkenelimination differenziert nach MTP-PE-Behandlung.

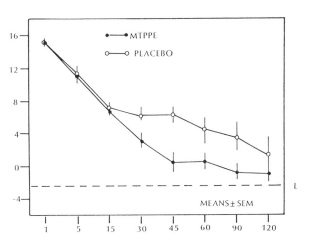

**Abb. 48.** Pneumokokkenelimination im peripheren Blut differenziert nach MTP-PE-Vorbehandlung; *Ordinate* colony forming units (CFU) logarithmisch transformiert/ml Blut (Mittelwert ± SEM) (natürliche Logarithmen); *Abszisse* Zeit in Minuten. Der Ausgangswert wurde 1 min nach Bolusinjektion von $10^{10}$ Pneumokokken 6B gemessen. Die gestrichelte Linie entspricht der Nachweisgrenze

Viable Keime konnten bei der Mehrzahl der Tiere 2 h nach Induktion der Pneumokokkenbakteriämie im peripheren Blut nicht mehr nachgewiesen werden. Die MTP-PE-Vorbehandlung hatte eine raschere Elimination der Keime zur Folge. Bei 3 von 7 Plazebovorbehandelten Tieren waren 60 min nach Induktion der Bakteriämie noch über $10^3$ Keime/ml Blut nachweisbar. Dagegen konnten bei 4 von 7 MTP-PE-behandelten Tieren lediglich Keimzahlen bis zu 30 Keime/ml Blut nachgewiesen werden.

Berechnete man die Pneumokokkeneliminationsrate mit Hilfe der linearen Regressionsanalyse entsprechend der in Abschn. 3.6.2.4 angegebenen Methode, so ergab sich für die beiden Untergruppen kein Unterschied, wenn man der Analyse das Zeitintervall bis 120 min nach Induktion der Bakteriämie zugrunde legte. Betrachtet man nur die initiale Elimination (Zeitintervall bis 30 min), so resultierte eine Vorbehandlung der Tiere mit MTP-PE in einer schnelleren initialen Elimination ($p < 0,05$) (Abb. 49).

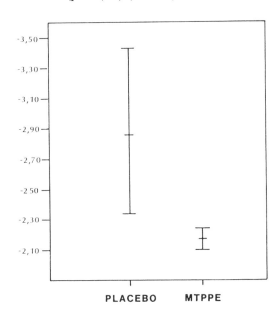

**Abb. 49.** Pneumokokkeneliminationsrate aus dem peripheren Blut (logarithmierte Mittelwerte/95 %-Konfidenzintervalle) bei Hausschweinen nach Injektion von $10^{10}$ Pneumokokken 6B; *Ordinate* logarithmierte invertierte Eliminationsraten

66

So konnte bestätigt werden, daß eine Vorbehandlung mit MTP-PE die initiale Elimination von Pneumokokken aus dem peripheren Blut zu steigern vermag.

### 3.7.5 Hämatokritverlauf

Die Hämokonzentration im Verlauf der Sepsis anhand eines ansteigenden Hämatokritwertes wird in Abb. 50 veranschaulicht.

Während der ersten 6 h nach Induktion der Bakteriämie kommt es zu einer Hämokonzentration, wobei das Maximum zwischen 2 und 3 h erreicht wird. Die Hämokonzentration war bei den Plazebo-behandelten Tieren außerordentlich ausgeprägt, der Hämatokrit stieg von im Mittel $33,3\% \pm 1,2\%$ auf einen Maximalwert von $43,9\% \pm 2,9\%$, während nach MTP-PE-Behandlung der Hämatokrit von $31,9\% \pm 1,2\%$ auf $37,4\% \pm 1,3\%$ anstieg (Angabe in Mittelwerten/SEM ($p = 0,068$).

In der Versuchsserie, bei der ein um das 10fache höherer Bakterienbolus verwendet wurde, ließ sich daher für die Vorbehandlung mit MTP-PE ein protektiver Effekt im Hinblick auf die Entwicklung eines Kapillarpermeabilitätsschadens nachweisen, der sich auch im Verlauf des Serumproteins niederschlug.

Im Gegensatz dazu wurde das Ausmaß der Hämokonzentration bei den voroperierten Tieren der 1. Serie nicht durch MTP-PE beeinflußt (s. Abschn. 3.6.2.5), wahrscheinlich bedingt durch den geringeren Bakterienbolus.

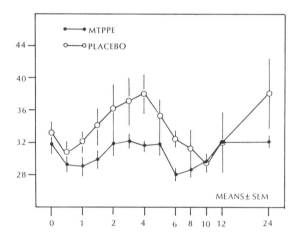

**Abb. 50.** Hämatokritverlauf unter Septikämie differenziert nach MTP-PE-Vorbehandlung (%-Mittelwerte $\pm$ SEM); *Ordinate* Hämatokrit%; *Abszisse* Zeit in Stunden nach Injektion von $10^{10}$ Pneumokokken 6B. Zum Zeitpunkt 0 erfolgt die Induktion der Pneumokokkenbakteriämie

### 3.7.6 Verlauf des Gesamtproteins im Serum

Auch der Verlust von Serumprotein als Parameter des septischen Kapillarpermeabilitätsschadens wurde bei der Verwendung der höheren Pneumokokkenkonzentration durch eine Vorbehandlung der Tiere mit MTP-PE günstig beeinflußt. Abb. 51 zeigt den Verlauf des Serumproteins während der Pneumokokkenseptikämie.

Nach Plazebovorbehandlung fiel die Serumproteinkonzentration von einem mittleren Ausgangswert von 5,5 g/100 ml kontinuierlich ab, um 8 h nach Induktion der Bakteriämie ihr Minimum mit 4,4 g/100 ml zu erreichen. Nach MTP-PE-Vorbehandlung war ein fla-

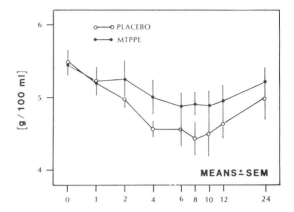

**Abb. 51.** Serumproteinverlauf unter Septikämie differenziert nach MTP-PE-Vorbehandlung (g/100 ml) (Mittelwerte ± SEM); *Ordinate* Serumprotein (g/100 ml); *Abszisse* Zeit in Stunden nach Injektion von Pneumokokken 6B. Zum Zeitpunkt 0 erfolgt die Induktion der Pneumokokkenbakteriämie

cherer Abfall des Serumproteins zu verzeichnen, von einem mittleren Ausgangswert von 5,4 g/100 ml auf einen Minimalwert von 4,9 g/100 ml. Das Minimum wurde ebenfalls 8 h nach Induktion der Bakteriämie erreicht. Zu keinem Zeitpunkt wurde jedoch das Signifikanzniveau zwischen Plazebo- und MTP-PE-Gruppe erreicht.

Legte man der Analyse den Nadir des Gesamteiweißabfalls (Gesamteiweißminimalwert/Gesamteiweißausgangswert) zugrunde, so ergab sich für die Plazebo-vorbehandelten Tiere ein Abfall auf 78 % ± 2 % des Ausgangswertes, nach MTP-PE-Vorbehandlung ein Abfall auf 85 % ± 1,5 % des Ausgangswertes (Angabe jeweils in Mittelwerten ± SEM). Dieser Unterschied war statistisch signifikant ($p < 0,05$).

### 3.7.7 Temperaturverlauf

Wie bei den operierten Tieren (s. Abschn. 3.6.2.7) kam es nach Bolusinjektion der Pneumokokken zu einem raschen Temperaturanstieg auf mittlere Temperaturen von über 39 °C (Abb. 52). Das Temperaturmaximum wurde zumeist nach 3 h erreicht, wobei Plazebo-vorbehandelte Tiere eine mittlere maximale Körpertemperatur von 39,1 °C aufwiesen,

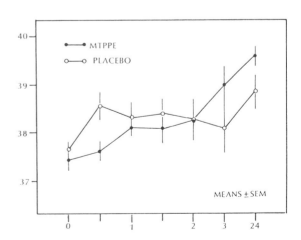

**Abb. 52.** Temperaturverlauf nach Pneumokokkenbakteriämie (°C) (Mittelwerte ± SEM); *Ordinate* rektale Körpertemperatur; *Abszisse* Zeit in Stunden nach Injektion von $10^{10}$ Pneumokokken 6B. Zum Zeitpunkt 0 erfolgt die Induktion der Pneumokokkenbakteriämie

während nach MTP-PE-Vorbehandlung eine mittlere maximale Körpertemperatur von 39,8 °C gemessen wurde (p < 0,02). Ähnlich wie bei den operierten Tieren schien die Entwicklung einer höheren Körpertemperatur auch mit einer höheren Überlebenswahrscheinlichkeit assoziiert zu sein, obwohl in der punktbiserialen Korrelation der Vergleich der überlebenden Tiere mit den verstorbenen Tieren hinsichtlich der maximalen Körpertemperatur keine statistische Signifikanz zeigte (p = 0,096).

# 4 Diskussion

## 4.1 Hypothesen zur Pathophysiologie der Postsplenektomiesepsis

Die mechanische Filterung und Phagozytose von hämatogen gestreuten Mikroorganismen, die Verarbeitung dieser Antigene und die Synthese von spezifischen Antikörpern stellen wichtige Abwehrfunktionen der Milz dar [52, 72, 218]. Besondere Bedeutung kommt ihr bei Infektionen mit kapselbildenden Bakterien, insbesondere Pneumokokken, zu [34]. Die Kapsel ist schon seit langem als wesentlicher Faktor der Pneumokokkenvirulenz erkannt worden [34, 140, 248]. Sie verhindert den innigen Kontakt zwischen Antigen und Phagozyt, der Voraussetzung für eine regelrechte Phagozytose ist [34]. Die besondere Gefäßanatomie der Milz kompensiert über eine Verlängerung der Kontaktzeit zwischen ortsständigen Makrophagen und Antigenen diesen Effekt, weil es aufgrund der plötzlichen Verbreiterung des lienalen Strombettes am Übergang von der Zentralarterie zur Marginalzone zu einer erheblichen Abnahme der Flußgeschwindigkeit des Blutes kommt [34, 72, 169, 198, 237]. Opsonine ermöglichen über eine Bindung an Antigen und Phagozyten die Elimination von kapselbildenden Pneumokokken über das retikuloendotheliale System der Leber [198, 245].

Aufgrund des höheren hepatischen Blutflusses stellt die Leber das für die Elimination von Pneumokokken wichtigste Organ dar [34, 109, 188].

Grundsätzlich sind folgende Mechanismen für die Entwicklung einer Postsplenektomiesepsis zu diskutieren:

1. Fehlen der Milz als Filterorgan für hämatogen gestreute Keime [66].
2. Eine verminderte Phagozytose durch Defekte am Monozyten-Makrophagen-System in anderen Organen [34, 130].
3. Eine defekte Phagozytose durch erniedrigte Spiegel von an der Opsonierung beteiligten spezifischen Antikörpern [35, 115].
4. Eine defekte Phagozytose durch eine verminderte Aktivität des an der Opsonierung beteiligten Komplementsystems [33, 35, 116].

*ad 1.* Eine mögliche Erklärung für die nach Splenektomie beschriebene verzögerte Elimination von Pneumokokken aus dem peripheren Blut nach experimenteller Pneumokokkensepsis [34, 163] findet sich in dem Verlust der mechanischen Filterfunktion der Milz. Nach Splenektomie erhöht sich der Anteil der hepatischen und pulmonalen Sequestration von Keimen, wobei beim nicht immunen Wirt aufgrund der verzögerten Phagozytose in Leber und Lunge eine längere Verweilzeit der Keime im Blut resultiert [39, 72, 198].

*ad 2.* Nach Splenektomie wird von einigen Autoren eine Aktivitätsverminderung des gesamten Monozyten-Makrophagen-Systems beschrieben, die in einer verminderten Phagozytose resultieren könnte [92, 130, 190]. Andere Autoren postulieren lediglich Defekte der ortsständigen Makrophagen des retikuloendothelialen Systems [116, 212].

*ad 3.* Neben diesen zellulären Defekten des Monozyten-Makrophagen-Systems könnte auch eine verminderte Opsonierung von kapselbildenden Mikroorganismen die Entwicklung einer Postsplenektomiesepsis einleiten. Serumopsonine umfassen spezifische Antikörper und das Komplementsystem [118, 245].

Die Fab-Region der spezifischen Antikörper bindet an das Antigen, gegen das der Antikörper gerichtet ist, im Falle von Pneumokokken an das Polysaccharid-Kapsel-Antigen. Das andere Ende des Antikörpermoleküls, die Fc-Region, bindet an mononukleäre Zellen [116, 145, 205, 219, 246].

Tierexperimentell konnte die Letalität nach experimenteller Pneumokokkeninfektion durch eine Immunisation mit Pneumokokkenpolysacchariden signifikant gesenkt werden. Darüber hinaus wurde die nach Splenektomie beobachtete verzögerte Elimination von Pneumokokken aus dem peripheren Blut durch vorhergehende Immunisation beschleunigt [33–35]. Durch die Vakzination sollen spezifische Antikörper der IgM- und IgG-Klasse induziert werden, die den Opsoninspiegel erhöhen sollen, um so den postulierten Clearancedefekt nach Splenektomie zu kompensieren [224]. Nach Splenektomie wird eine generell verminderte Antikörperantwort auf verschiedene Antigene beobachtet [115, 220, 227].

*ad 4.* Die Aktivierung der 3. Komponente des Komplementsystems (C3) resultiert in einer Spaltung in das kleine Fragment C3a und das große Fragment C3b, das an Bakterien, Erythrozyten oder an Antigen-Antikörper-Komplexe binden kann. Weiße Blutzellen wie polymorphkernige Leukozyten und Makrophagen besitzen Oberflächenrezeptoren, die C3b binden [116, 205, 243]. C3b wirkt daher als eine Art Brücke, um Bakterien wie z.B. Pneumokokken an Zellen zu binden, die zur Bakterieningestion befähigt sind [145]. Erst nach dieser Bindung kann eine Phagozytose stattfinden. In-vivo-Versuche zeigen, daß die Gegenwart von Komplement essentiell für eine normale Abwehr gegen Pneumokokken ist [205, 219]. Nach Komplementdeprivation wird konstant eine verzögerte Elimination von Pneumokokken aus dem peripheren Blut beobachtet, die sich u.a. auch in einer erhöhten Letalität nach experimentellen Pneumokokkeninfektionen manifestiert [33, 34, 112, 113]. Eine Verminderung der Aktivität des Komplementsystems wurde auch bei splenektomierten Menschen beobachtet [82, 181]. In der klinischen Praxis scheint jedoch eine Komplementdeprivation keine Rolle zu spielen, denn tierexperimentell ist eine Aktivitätsverminderung um mehr als 99 % notwendig, um Eliminationsdefekte nach experimenteller Pneumokokkensepsis manifest werden zu lassen [33–35].

Da, wie hier dargelegt, die aus klinischen und tierexperimentellen Untersuchungen abgeleiteten pathophysiologischen Überlegungen eine große Bedeutung der Milz für die Elimination von Keimen aus der Blutbahn implizieren, wurde in der vorliegenden Arbeit die Rolle der Splenektomie und milzerhaltender Operationen am Modell des Miniaturschweins analysiert. Darüber hinaus wurden die Auswirkungen einer Immunisation und der Applikation des Immunmodulators MTP-PE untersucht.

## 4.2 Hämatologische Veränderungen nach Splenektomie und milzerhaltenden Operationen

Als typische Folgeerscheinung des Milzverlustes beim Menschen ist eine chronische Thrombozytose nachweisbar, die, wie in der Literatur berichtet, in den meisten Fällen nur passager ist und sich innerhalb weniger Wochen normalisiert [66, 224]. Bei etwa 30 % der Fälle persistiert diese Thrombozytose jedoch über Jahre und Jahrzehnte, offenbar als Ausdruck des Verlustes der Reservoirfunktion der Milz für Thrombozyten [224]. Dagegen wird nach Autotransplantation beim Menschen eine rasche Normalisierung der Thrombozytenzahlen beobachtet, was als Beweis für die Funktionsfähigkeit der Autotransplantate gewertet wird [208]. Die beim Schwein nach Splenektomie und Autotransplantation auftretende Thrombozytose persistiert über den Beobachtungszeitraum von 7 Monaten nach der Operation, während nach Milzteilresektion normale Thrombozytenzahlen beobachtet werden.

Im Gefolge einer Splenektomie und Milzautotransplantation wird eine persistierende Leukozytose beobachtet [4, 63, 64, 66, 105, 132, 158], während nach Milzteilresektion eine rasche Normalisierung der Leukozyten beschrieben wird [50, 124].

Dies stimmt mit den von uns erhobenen Befunden am Schweinemodell überein: Splenektomierte und autotransplantierte Tiere wiesen hochsignifikant höhere Leukozytenzahlen auf als scheinoperierte und milzteilresezierte Tiere [165]. Dabei scheint die Vermehrung der weißen Blutzellen ein vom Zeitintervall nach Splenektomie bzw. Autotransplantation unabhängiges Phänomen zu sein [66, 224], was auch in unserer Untersuchung bestätigt werden konnte. Selbst 7 Monate postoperativ bestanden die gravierenden Unterschiede zu scheinoperierten und milzteilresezierten Tieren weiter fort.

Die Leukozytose wird auf eine Vermehrung vornehmlich der Lymphozyten und der Monozyten zurückgeführt, während die Granulozyten unverändert bleiben sollen [4, 66, 105, 132, 158, 224]. Ein Anstieg der Monozyten nach Splenektomie bzw. Autotransplantation konnte in unserem Versuchsmodell nicht bestätigt werden. Die Monozytose wird jedoch nur als fakultatives Merkmal des Postsplenektomieblutbildes gewertet [224]. Der Anteil der Granulozyten blieb auch im Schweinemodell konstant. Eine Zunahme der Lymphozyten nach Splenektomie und Autotransplantation war in unserem Versuchsmodell nur angedeutet für die Splenektomie festzustellen. 7 Monate nach Operation betrug der Anteil der Lymphozyten bei splenektomierten Tieren 59 % gegenüber 44 % bei scheinoperierten Tieren. Somit blieben die prozentualen Anteile der verschiedenen weißen Blutzellen nach Splenektomie und Autotransplantation beim Schwein weitgehend konstant.

Eine Ursache für diese Diskrepanz zu Angaben in der Literatur könnte im Alter der verwendeten Versuchstiere liegen, die im Adoleszentenalter operiert wurden [106, 107]. Bei jüngeren Patienten zeigt sich nach Milzexstirpation bzw. Autotransplantation eine Normalisierungstendenz im zeitlichen Verlauf, während bei Erwachsenen die Mono- und Lymphozytose eine irreversible Folgeerscheinung des Milzverlustes darstellt [224].

Die Veränderungen der mononukleären Zellen im peripheren Blut soll die verschiedenen Subpopulationen in unterschiedlichem Ausmaß betreffen. So wird nach Splenektomie eine Vermehrung der B-Zellen auf das Dreifache und eine nur um 70 % vermehrte Zahl der T-Lymphozyten beschrieben, während nach Autotransplantation eine erhebliche Vermehrung der T-Zellen bei nur geringer Zunahme der B-Zellen beobachtet wird [66, 132, 224, 241].

Diese Befunde sind jedoch umstritten. So konnte Nielsen 1983 [158] keine Veränderungen in der Verteilung von T- und B-Zellen nach Splenektomie finden. In unserer Untersuchung zeigte die Analyse der Subpopulationen mononukleärer Zellen im peripheren Schweineblut nach Splenektomie eine nur geringfügige Erhöhung der Monozytenzahl von 1000 auf 1300 Monozyten/$\mu$l Blut. Die Zahl der B-Lymphozyten nahm nach Splenektomie zu, wenngleich im Vergleich zu scheinoperierten Tieren kein signifikanter Unterschied erreicht wurde (vgl. Tabelle 6).

Auch die relative Größe der Subpopulationen der thymusabhängigen Lymphozyten nach Splenektomie und Autotransplantation wird in der Literatur kontrovers diskutiert. Während von einigen Autoren [4, 63, 66] eine unveränderte Relation von T-Helfer- und T-Suppressorzellen gefunden wird, beschreiben Melamed [148] und Robertson [187] einen Abfall der Suppressorzellaktivität, Graffner [98] ein Überwiegen der T-Suppressorzellen nach Splenektomie. Nach Autotransplantation wird von einigen Autoren ein Überwiegen der T-Suppressorzellen beschrieben [132, 241]. Vergleichbare Untersuchungen am Schweinemodell sind schwierig, da diese Tiere zu einem großen Teil doppelmarkierte T4/T8-Zellen aufweisen [120], die jedoch nur mit aufwendigen Methoden erfaßt werden können.

## 4.3 Monozytenfunktion nach Splenektomie

Neben diesen phänotypischen Veränderungen im Blutbild nach Splenektomie sind aber auch funktionelle Störungen immunkompetenter Zellen beschrieben worden. An erster Stelle sind B-Zell-Defekte zu nennen, die sich in einer verminderten Stimulierbarkeit der In-vitro-Antikörperbildung gegen Pneumokokkenpolysaccharide durch B-Zellen äußern [58, 59, 62, 156, 158, 186]. Die B-Zell-Defekte können aber auch durch eine erhöhte Killerzellaktivität nach Splenektomie erklärbar sein [78], zumal Killerzellen in der Lage sind, die B-Zell-Differenzierung in humanen Lymphozytenkulturen zu supprimieren [8, 63] und dadurch offenbar eine frühe Terminierung der primären IgM-Antwort in vivo verursacht wird [1]. Da die Höhe der Antikörperantwort auf T-Zell-unabhängige Antigene durch die Interaktion von T-Helfer- und T-Suppressorzellen reguliert wird [15], könnte die verminderte Antikörperantwort gegenüber Pneumokokkenpolysacchariden auch Ausdruck der in der Literatur beschriebenen Veränderungen der Subpopulationen von thymusabhängigen T-Lymphozyten sein (s. Abschn. 4.2).

Auf zellulärer Ebene wird auch über Beeinträchtigungen der Monozytenfunktion nach Splenektomie berichtet [130, 212, 224]. In unserer Versuchsserie wurde die Freisetzung reaktiven Sauerstoffs als Maß für die Monozytenstimulierbarkeit benutzt [16]. Reaktiver Sauerstoff wird bei Aktivierung von Monozyten, z.B. durch Phagozytose, induziert. Der gebildete reaktive Sauerstoff zerstört dann die phagozytierten Keime [157, 195, 251]. In unserer Untersuchung zeigte sich nur ein geringer Abfall der Monozytenstimulierbarkeit bei splenektomierten Versuchstieren, der im Vergleich mit scheinoperierten Kontrolltieren statistisch nicht signifikant war. Eine Erklärung hierfür könnte sein, daß die postulierten deletären Effekte der Splenektomie sich nur auf ortsständige Makrophagen beschränken [116, 212], während die Funktion der Monozyten im peripheren Blut von der Splenektomie unbeeinflußt bleibt.

## 4.4 Spezifische Antikörperantwort

### 4.4.1 Einfluß von Splenektomie und milzerhaltenden Operationsverfahren

Nach Immunisation mit verschiedenen Pneumokokkenpolysacchariden als T-Zell-unabhängige Antigene wurde in einigen Studien eine verminderte Immunantwort nach Splenektomie beobachtet [115, 127, 177, 178, 220], in anderen Untersuchungen zeigte sich dagegen eine normale Antikörperantwort [2, 3, 227]. In unserer Untersuchung kam das Pneumokokkenpolysaccharid des Serotyps 6B als Antigen zur Anwendung. Die Mehrzahl der Tiere wurde als Impfversager klassifiziert, wobei der Anteil der Impfversager sowie die maximal erreichten IgG-Antikörpertiter in der Splenektomiegruppe sich nicht signifikant von scheinoperierten Tieren unterschieden (vgl. Tabelle 9).

Die Immunisation mit T-Zell-abhängigen Antigenen führt in verschiedenen Studien zu einer signifikant verminderten Antikörperantwort nach Splenektomie [192, 201, 227, 233]. Darüber hinaus wurde ein Defekt in der Reifung der Sekundärantwort postuliert, der zur Synthese von Antikörpern der IgM-Klasse und nicht der IgG-Klasse führt [227]. In unserer Studie wurde eine typische IgG-Antikörper-Antwort auf das T-Zell-abhängige Tetanustoxoid bei der Mehrzahl der Tiere beobachtet. Die Splenektomie beeinflußte nicht den Anteil der Impfversager. Darüber hinaus zeigte die Analyse der maximalen IgG-Antikörpertiter keine statistisch signifikanten Unterschiede zwischen splenektomierten und scheinoperierten Tieren, obwohl scheinoperierte Tiere zu höheren maximalen Antikörpertitern tendierten. Unsere Studie zeigt also bei splenektomierten Tieren lediglich eine geringfügige Reduktion der Antikörpertiter gegen Tetanustoxoid. Diese Befunde stimmen daher mit den Daten von Saslaw 1964 [196] überein, der eine normale Antikörperantwort auf T-Zell-abhängige Antigene im milzlosen Organismus aufzeigen konnte.

Über die Antikörperantwort auf verschiedene Antigene nach milzerhaltenden Operationen ist in der Literatur wenig bekannt. Nach Immunisation mit heterologen Erythrozyten als T-Zell-abhängigem Antigen bei teilresezierten und autotransplantierten Ratten wurde über eine defekte spezifische Antikörperantwort berichtet [44, 201, 233], wobei sich die Antikörpertiter mit steigendem Residualmilzgewicht im Vergleich mit Kontrolltieren weitgehend normalisierten [44, 233]. Beim Menschen waren nach Autotransplantation die spezifischen Pneumokokkenantiköper, insbesondere der M-Klasse, erniedrigt [127, 220].

In unserer Studie wurde nach Immunisation mit Tetanustoxoid auch nach milzerhaltenden Verfahren eine normale Antikörperantwort gefunden. Unterschiede zur Gruppe der splenektomierten und scheinoperierten Tieren fanden sich auch nicht bei Verwendung des T-Zell-unabhängigen Pneumokokken-6B-Polysaccharid-Antigens.

Die Diskrepanz bezüglich der spezifischen Antikörperantwort nach Splenektomie und milzerhaltenden Operationen könnten zunächst durch die Administrationsroute des Antigens erklärt werden. Während eine subkutane oder intramuskuläre Administration eines T-Zell-abhängigen Antigens eine normale Antikörperantwort auch beim splenektomierten Individuum sowohl beim Menschen als auch beim Versuchstier induziert [117, 196], war lediglich nach intravenöser Applikation eine signifikante Verminderung der Antikörpertiter zu beobachten [192, 196, 227, 233].

Auch der bei der Immunisation verwendete Träger könnte die Antikörperantwort beeinflussen [252]. In unseren Experimenten wurde ein Squalen-Arlacel-Träger-System verwendet, das bereits eine optimale Antikörperantwort induziert [223]. Daher ist die Spekulation gerechtfertigt, da i. allg. die subkutane oder intramuskuläre Immunisation mit einem optimalen Trägersystem eine nahezu normale Antwort selbst nach Splenektomie induzieren kann.

Eine andere Ursache könnte in der Art des verwendeten Antigens begründet sein. Während bei splenektomierten Individuen T-Zell-abhängige bakterielle Antigene eine normale Antikörperantwort hervorrufen, wurde für heterologe Erythrozyten und Bakteriophagen eine signifikant verminderte Antikörperantwort gefunden [196]. Unter den Pneumokokkenpolysaccharidantigenen gilt das Antigen des Serotyps 6B nur als mäßig immunogen [3, 142, 154, 177, 178]. Wir fanden daher mit diesem Antigen einen hohen Anteil von Impfversagern. Die Zahl der Respondertiere ebenso wie der Antikörpertiter nahm jedoch bei splenektomierten Schweinen nicht ab.

Ein weiterer Faktor könnte das Zeitintervall nach Splenektomie bzw. milzerhaltender Operation sein [44]. Die frühe Immunisation führt zu niedrigeren Antikörperspiegeln als die späte Immunisation, wobei auch nach später Immunisation die erreichten Antikörperspiegel splenektomierter Versuchstiere signifikant niedriger sind als die von Kontrolltieren [44, 220]. Von anderen Autoren [37] konnte eine Zeitabhängigkeit der Antikörperantwort nicht festgestellt werden. In unserer Studie erfolgte die Immunisation 3 Monate postoperativ, wobei nach Splenektomie eine signifikante Reduktion der Antikörperantwort nicht gefunden werden konnte.

Bei Untersuchungen am Menschen wurde wiederholt über eine gestörte Antikörperantwort gegen T-Zell-abhängige Antigene berichtet [2, 3, 115, 227]. Die Mehrzahl der Patienten in den Untersuchungen von Hosea [115] und Ammann [3] litten an hämatologischen Erkrankungen, die während der Durchführung der Studie therapiert wurden. Die Immunantwort, z.B. gegen Pneumokokkenpolysaccharide nach Splenektomie, wird aber in hohem Maße von der Grunderkrankung beeinflußt, die – insbesondere wenn eine Therapie durchgeführt wird – zu einer Kompromittierung des Immunsystems führt.

Ein weiteres Problem in der Interpretation der Antikörperdaten liegt in der Verwendung unterschiedlicher Testsysteme. Für die Analyse von spezifischen Antikörpern wurden zumeist Radioimmunoassays oder indirekte Hämagglutinationsassays verwendet, die den Globaltiter spezifischer Antikörper messen, wobei sämtliche Klassen der Immunglobuline erfaßt werden [2, 177, 178, 220, 227]. Pedersen [177, 178] postulierte nach Immunisation mit Pneumokokkenpolysacchariden eine Produktion von Antikörpern zumeist der IgM- und IgA-Klasse und nicht der IgG-Klasse, was durch unsere Studie indirekt bestätigt wurde, da nach dem Ergebnis der IgG-Antikörper-Messungen die Mehrzahl der Tiere als Impfversager klassifiziert werden mußten.

Sklenar [220] demonstrierte eine signifikant verminderte IgM-Antwort auf Pneumokokkenpolysaccharide bei splenektomierten Individuen. Dagegen waren IgG-Antikörper nicht notwendigerweise vermindert. Ähnlich konnte Dipadova [58, 59] eine signifikant verminderte In-vitro-IgM-Produktion von Pokeweed-Mitogen-stimulierten peripheren mononukleären Zellen splenektomierter Individuen demonstrieren, während Antikörper der IgG-Klasse nur gelegentlich sowohl bei Kontrollen als auch bei splenektomierten Patienten gefunden werden konnten [58, 59]. In Übereinstimmung mit diesen Defekten bei der spezifischen Antikörperantwort konnte bei splenektomierten Patienten auch eine signifikante Verminderung bei der Synthese von polyklonalem IgM und IgG nachgewiesen werden [58].

Schließlich könnte auch das Alter der Individuen eine wichtige Rolle spielen. Individuen mit einem Lebensalter von weniger als 2 Jahren zeigen eine signifikant verminderte Antikörperantwort im Vergleich zum Adoleszenten und Erwachsenen [29, 177]. In unserer Studie wurden Tiere verwendet, die zum Zeitpunkt der Immunisation bereits Geschlechtsreife erreicht hatten [107].

Untersuchungen an Nagern haben eine gestörte Antikörperantwort nach Splenektomie gezeigt [44], doch die Übertragbarkeit auf den Menschen ist wegen der größeren Bedeutung der Milz bei diesen Tieren [194] nur bedingt möglich. Zum anderen sind die klinischen Berichte über eine defekte Antikörperantwort dadurch kompliziert, daß ein großer Teil der Patienten Grunderkrankungen aufwiesen, die ihrerseits für eine gestörte B-Zell-Antwort verantwortlich sein könnten. Unsere Ergebnisse zeigen keine defekte spezifische Antikörperantwort nach Splenektomie und milzerhaltenden Operationsverfahren auf T-Zell-abhängige und T-Zell-unabhängige Antigene.

Um zu klären, ob denn tatsächlich beim Menschen nach Splenektomie die Antikörperantwort gestört ist, muß diese Frage erneut anhand von ausschließlich posttraumatisch splenektomierten Patientenkollektiven geprüft werden.

### 4.4.2 Einfluß von MTP-PE

Da insbesondere das Pneumokokkenpolysaccharid 6B nur eine geringe Antikörperantwort auslöste, haben wir untersucht, ob eine Steigerung der Immunantwort durch den Immunmodulator MTP-PE hervorgerufen werden könnte. Diese Verbindung gehört zur Klasse der Muramylpeptide, von denen bekannt ist, daß sie die Antikörperantwort auf verschiedene T-Zell-abhängige und T-Zell-unabhängige Antigene verbessern können [11, 93, 139]. Die Substanz ist besonders effektiv, wenn sie – wie in unserer Studie – als Adjuvans zusammen mit dem Antigen appliziert wird [93]. Die Antikörperantwort auf beide Antigene, die in unserer Untersuchung verwendet wurden, verbesserte sich jedoch nicht, weder im Hinblick auf den Anteil der Responder noch auf die maximal erreichten IgG-Antikörpertiter. Von besonderem Interesse war, daß sich die Häufigkeit der Responder auf das Pneumokokkenpolysaccharid Typ 6B nicht erhöhte.

Eine Erklärung dafür könnte sein, daß dieses Verhalten ein Ausdruck einer kontrollierten genetischen Areaktivität auf das 6B-Antigen bei den meisten der von uns verwendeten Tiere ist, die durch das Adjuvans nicht kompensiert werden kann.

Eine andere Erklärung könnte ein Tachyphylaxie-ähnliches Phänomen nach wiederholter Gabe von Muramylpeptiden sein [93]. Dieses Phänomen war jedoch auf ein Intervall von 4 Tagen zwischen den MTP-PE-Gaben beschränkt, während in unserer Studie das Zeitintervall 2 Monate betrug. Die fehlende Verbesserung der inadäquaten Antikörperantwort auf das Pneumokokkenpolysaccharid Typ 6B könnte auch durch die Art des Antigens erklärt werden. Während Muramylpeptide die humorale Immunantwort auf Rinderserumalbumin und andere T-Zell-abhängige Antigene in besonders hohem Maße stimulieren können [10, 93], war die Immunantwort auf das T-Zell-unabhängige Antigen Dinitrophenol-Ficoll nur geringfügig erhöht [11].

Unsere Resultate zeigen, daß unter kontrollierten Bedingungen in diesem experimentellen Schweinemodell die Serumantikörperantwort auf T-Zell-abhängige und T-Zell-unabhängige Antigene nach Splenektomie nur gering vermindert ist und auch nicht durch Gabe eines Muramylpeptids verbessert werden kann. Darüber hinaus können Effekte von milzerhaltenden Operationen auf die spezifische Antikörperantwort nicht beobachtet werden.

Obwohl wir keinen Unterschied in der Antikörperantwort gegen Pneumokokkenpolysaccharid bei splenektomierten Tieren nachweisen konnten, wäre es dennoch möglich, daß die Splenektomie aufgrund anderer Mechanismen zu einem OPSI-Syndrom führt. Wir haben daher den Einfluß von Splenektomie und milzerhaltenden Operationsverfahren auf die experimentelle Pneumokokkensepsis untersucht.

## 4.5 Pneumokokkensepsis

### 4.5.1 Einfluß von Splenektomie und milzerhaltenden Operationen

Die Adaptation strikter Kriterien einer Sepsis beim Menschen auf das Versuchstier Schwein resultierte in den einfachen Kriterien, die in Tabelle 3 dargestellt sind. Das erste Kriterium, d.h. der Nachweis einer infektiösen Quelle ist nach experimenteller Pneumokokkenbakteriämie zweifelsfrei erfüllt, wie der Nachweis viabler Pneumokokken in den quantitativen Blutkulturen veranschaulicht (s. Abb. 37).

Auch das Kriterium der septischen Temperaturen von über 38,5 °C ist bei der Mehrzahl der Tiere erfüllt (s. Abb. 46 und 53).

Nach Induktion einer Pneumokokkenbakteriämie mit Pneumokokken des Serotyps 6B kommt es bei der Mehrzahl der Tiere zur Ausbildung eines Leukozytensturzes. Die Entwicklung einer Leukopenie im Rahmen einer bakteriellen Infektion gilt geradezu als pathognomonisch für die Entwicklung eines septischen Schocks [216, 231, 238, 247]. Der Leukozytenabfall erklärt sich durch einen Verbrauch an Leukozyten, der aus einer mediatorinduzierten intravaskulären Leukozytenaggregation und -akkumulation resultiert [25, 46, 197, 231, 243, 253]. So war auch in unserer Versuchsserie der Nachweis des Merkmals Leukopenie signifikant mit einem letalen Ausgang der experimentellen Pneumokokkenbakteriämie vergesellschaftet (s. Tabelle 13). Dabei ist neben dem Ausmaß des Leukozytensturzes (Nadir der Leukopenie) auch die Dauer der leukopenischen Phase signifikant mit dem Überleben nach Induktion der Sepsis korreliert (Resultate s. Kap. 3.6.2.2).

Eine echte Thrombozytopenie mit Werten unter 100000 Thrombozyten/4 $\mu$l Blut wurde bei keinem Versuchstier beobachtet. Ein Thrombozytenabfall um mehr als 30 % des Ausgangswertes trat bei der Mehrzahl der Tiere auf. Dieses Merkmal war jedoch mit einem letalen Ausgang der Septikämie nicht korreliert, ebensowenig wie der Nadir des Thrombozytensturzes und die Dauer der thrombozytopenischen Phase. Dies könnte bei dem von uns angewandten automatischen Zählverfahrens auf eine Interferenz mit den Mikroorganismen zu erklären sein, wie sie bereits von Gloster 1985 beschrieben wurde [95]. Eine Verifizierung der automatisch gewonnenen Thrombozytenzahlen durch manuelle Zählung konnte im Rahmen unseres komplexen experimentellen Protokolls nicht durchgeführt werden.

Der bei der Septikämie auftretende Kapillarpermeabilitätsschaden äußert sich in einem Abfall der Gesamtproteinkonzentration im Serum [217]. Nach gramnegativer Septikämie mit E. coli wird im Schweinemodell ein Eiweißabfall um im Mittel 1 g/100 ml beobachtet. In unserem grampositiven Pneumokokkenseptikämiemodell mit $10^9$ Pneumokokken betrug der Abfall im Durchschnitt 0,5 g/100 ml, während nach Bolusinjektion von $10^{10}$ Pneumokokken ein mittlerer Abfall um 1,1 g% beobachtet wurde (Resultate s. Kap. 3.7.6). Der

Permeabilitätsschaden der Kapillaren, insbesondere in bezug auf Protein, wird als ursächlicher Faktor für den nachfolgenden Flüssigkeitsverlust aus dem Intravasalraum in das Interstitium gedeutet, der sich in einer Hämokonzentration äußert [217]. Nach Induktion einer gramnegativen E.-coli-Septikämie kann ein Anstieg des Hämatokrits um im Durchschnitt 8 % während der ersten 4 h festgestellt werden [217]. In unserem Modell mit der niedrigen Keimdosis wurde im Durchschnitt eine Hämokonzentration um 5 % beobachtet, während bei der 2. Versuchsserie mit Hausschweinen ein Anstieg um 10 % zu verzeichnen war.

In der Literatur wird durchweg ein deletärer Effekt der Splenektomie im Hinblick auf die Letalität von experimentellen Pneumokokkeninfektionen angegeben. Die Versuche wurden nahezu ausschließlich bei Nagern (Meerschweinchen, Ratten, Mäusen, Chinchillas) ausgeführt [5, 34, 48, 97, 100, 102, 137, 163, 202, 222, 234]. Die Splenektomie beeinflußte dabei nicht nur die Gesamtletalität nach experimenteller Pneumokokkeninfektion, sondern auch die Absterberate über die Zeit [48]. Im Vergleich zur Splenektomie wird nach Milzteilresektion eine höhere Resistenz der Experimentaltiere gegenüber einer Pneumokokkeninfektion beschrieben, wobei die Absterberate direkt mit der Menge des in situ belassenen Milzgewebes korreliert. Als kritisches Milzgewicht gilt 1/3 der Milzmasse [47, 48, 97, 100, 144, 163, 182, 234].

Der Schutz einer heterotopen Autotransplantation von Milzgewebe gegenüber einer Pneumokokkeninfektion wird klinischen [150, 160, 176] und tierexperimentellen Untersuchungen [48, 102, 109, 144, 155, 174, 202, 222] zufolge kontrovers beurteilt.

In unserem Experiment war ein deletärer Effekt der Splenektomie im Vergleich zur Scheinoperation auf die Letalität und die Absterberate über die Beobachtungszeit nicht zu verzeichnen. Dies galt ebenso für alle anderen untersuchten Sepsisparameter, so daß auch nach milzerhaltenden Maßnahmen kein positiver Effekt zu erwarten war, wie unsere Untersuchungen zeigten.

Die deletären Folgen der Splenektomie bei Nagern im Hinblick auf die Letalität und Absterberate werden durch eine verzögerte Elimination von Pneumokokken nach experimenteller Pneumokokkenbakteriämie erklärt. So wird von Brown [34] und Okinaga [163] eine verzögerte Bacterienclearance nach Splenektomie beschrieben. Die Eliminationsrate von Pneumokokken aus dem peripheren Blut ist bei Nagern in hohem Maße mit der in situ belassenen Milzmasse korreliert. Die Elimination geschieht um so rascher, je mehr Milzmasse vorhanden ist [144, 163]. In Übereinstimmung mit den Ergebnissen hinsichtlich Letalität und Absterberate war eine verzögerte Bakterienelimination im Schweinemodell nach Splenektomie bzw. milzerhaltenden Operationen nicht zu verzeichnen.

Für diese von den Ergebnissen bei Nagern abweichenden Befunde können mehrere Faktoren diskutiert werden.

Eine mögliche Erklärung hierfür ist die Pathogenität des verwendeten Pneumokokkenstamms. Während apathogene Pneumokokkenstämme auch nach Splenektomie rasch eliminiert werden, ist bei pathogenen Pneumokokken eine verzögerte Elimination nach einer Splenektomie nachzuweisen [34, 74, 211]. Durch Vorversuche konnte jedoch die Pathogenität des von uns verwendeten Pneumokokkenstamms 6B für das Schwein eindeutig demonstriert werden (Resultate s. Kap. 3.6.1).

Eine andere Erklärung wäre die Virulenz des verwendeten Pneumokokkenstamms, die das initiale Eliminationsmuster nach Induktion der Septikämie in Abhängigkeit von einer

Splenektomie beeinflußt [34, 79, 211]. Die Virulenz wird wesentlich durch die Präparationstechnik der Pneumokokken beeinflußt.

Unterschiedliche Inkubationszeiten der Pneumokokkenkulturen bedingen unterschiedliche Phasen des bakteriellen Wachstumszyklus (Phase des exponentiellen Wachstums und des Steady state) [248]. Kurze Inkubationszeiten bis zu 12 h resultieren in der exponentiellen Wachstumsphase, während eine Verlängerung der Inkubationszeiten zur stationären Wachstumsphase führt [33]. Die Wachstumsphase der verwendeten Pneumokokkenkulturen beeinflußt das Eliminationsmuster und die Eliminationsrate [33, 248]. Während Pneumokokken in der exponentiellen Wachstumsphase zu einem wesentlichen Teil durch das retikuloendotheliale System der Milz eliminiert werden, überwiegt bei Pneumokokken in der stationären Phase die hepatische Sequestration. Wir haben in diesem Modell 6-h-in-vitro-Kulturen von Pneumokokken verwendet, um ein größtmögliches Virulenzniveau durch Erreichen der exponentiellen Phase zu gewährleisten [242, 248].

Da die Milz offenbar die Aufgabe hat, die Pneumokokken, die vom RES der Leber nicht abgefangen werden, zu eliminieren [33, 34], könnte auch argumentiert werden, daß die von uns verwendete Pneumokokkenmenge zu klein war, um eine lienale Sequestrationsleistung zu erfordern [199]. Allerdings kam in der 2. Versuchsserie (s. Kap. 3.7) ein um das Zehnfache erhöhter Pneumokokkenbolus zur Anwendung, der bei vergleichbar rascher Elimination zu einer wesentlichen Erhöhung der Sterblichkeit führt (vgl. Tabelle 15).

Offenbar spielt also die lienale Clearance von virulenten Pneumokokken beim Schwein nicht die Rolle wie sie bei Nagern postuliert wird [33, 34, 72, 198]. Dieses Phänomen läßt sich vielleicht durch die bekannte natürliche Resistenz von Schweinen gegenüber Pneumokokken erklären [140, 242]. Bei der natürlichen Resistenz wird die Existenz natürlicher Antikörper [219] postuliert, die offenbar zu einer ausreichenden Opsonierung der Pneumokokken führen, so daß der wesentliche Faktor der Virulenz der Pneumokokken – durch ihre Kapsel der Phagozytose zu entgehen und so durch ihre Fähigkeit zum Überleben und zur Vermehrung in einem extrazellulären Milieu eine akute Infektion hervorzurufen – eliminiert ist [245]. Auf die Bedeutung von Antikörpern bei der Elimination von Pneumokokken ist bereits vorher hingewiesen worden [33, 34, 72, 198].

Die Infektionsroute könnte ein weiterer Faktor sein; sie scheint jedoch beim Nager nach Splenektomie keine große Rolle zu spielen [47, 161, 174]. Von größerer Bedeutung ist sie offenbar bei der Autotransplantation [48, 102, 109, 155, 174]. Eine wesentliche Erklärung für die Diskrepanz unserer Ergebnisse mit den an Nagern erhobenen Befunden liegt wahrscheinlich in der Tatsache begründet, daß Nager eine bekannt hohe Empfindlichkeit gegenüber Pneumokokken besitzen. Diese Eigenschaft wird in der experimentellen Mikrobiologie benutzt, um durch Nagetierpassagen die Virulenz von Pneumokokkenstämmen zu erhöhen [140, 242]. Darüber hinaus scheint beim Nager die Milz aufgrund ihrer höheren relativen Masse [194] und ihrer höheren relativen Durchblutung [109, 168, 169] eine größere Bedeutung als Teil des retikuloendothelialen Systems zu besitzen als bei höherstehenden Säugern [194]. Milzanatomie und -physiologie des Nagers unterscheiden sich wesentlich vom Menschen [167–169, 193, 229]; insbesondere ist das Regenerationspotential erheblich größer [167, 193]. Daher sind die experimentell bei Nagern gewonnenen Erkenntnisse nicht ohne weiteres auf größere Experimentaltiere oder auf den Menschen übertragbar. Das Schwein scheint daher ein geeigneteres Versuchstier darzustellen [167]. Es weist nicht nur ein dem Menschen vergleichbares Regenerationspotential auf [167], wie in unserer Untersuchung bestätigt (vgl. Tabelle 14), sondern ist auch bezüglich der relativen Milzmasse und der relativen Milzdurchblutung besser vergleichbar [109, 167–169]. Unsere tierexperimentell gewonnenen Befunde lassen die Annahme, daß die Splenektomie ein erhöhtes Risiko für die Entwicklung einer Pneumokokkensepsis in sich birgt, zumindest beim erwachsenen Menschen zweifelhaft erscheinen. Die in der Literatur bisher erschienen Daten sind nicht eindeutig, weil unklar bleibt, ob eine Splenektomie notwendigerweise zu einem meßbar erhöhten Risiko für die Entwicklung einer Postsplenektomiesepsis führt und die beschriebenen Sepsisbeobachtungen eher der Grunderkrankung zuzuordnen sind [51, 215].

### 4.5.2 Effekt einer Immunisation auf eine Pneumokokkensepsis

Die normale unspezifische Abwehr gegen eine Pneumokokkeninfektion erfordert Komplement und Antikörper für die Opsonierung [118, 245] sowie Phagozyten für die Ingestion und die intrazelluläre Abtötung der Mikroorganismen.

Eine passive oder aktive Immunisierung mit Pneumokokkenpolysaccharid verbessert die intravaskuläre Pneumokokkenclearance sowie das Überleben nach experimenteller Pneumokokkensepsis [34, 48, 72, 137, 198]. Nach Immunisation wird auch eine signifikante Verlängerung der Überlebenszeit beschrieben [48].

Auch in unserer Studie konnte neben einer signifikant verlängerten Überlebenszeit und geringeren Sterblichkeit nach experimenteller Pneumokokkeninfektion eine verbesserte intravaskuläre Elimination von Pneumokokken und eine wesentliche Verbesserung der übrigen Sepsisparameter gefunden werden.

Die verbesserte Clearance wird – wie radioaktive Markierungsstudien zeigen – durch eine erhöhte hepatische Sequestration der Keime ermöglicht [34, 114–116, 137, 198, 245].

Welche Klasse von spezifischen Antikörpern den besten Opsonierungseffekt besitzt, ist strittig. So wird von einigen Autoren den Antikörpern der IgG-Klasse der beste Opsonisationseffekt zugeschrieben, weil nur diese Antikörper mit ihren Fc-Fragmenten gut an die weißen Blutzellen binden [1212, 116, 145, 178, 205, 245].

Dabei soll die Höhe der Antikörpertiter signifikant mit dem Ausgang einer experimentellen Pneumokokkenseptikämie korrelieren [131, 178]. Als protektiver Spiegel von typspezifischen Antikörpern wurde eine Antikörperkonzentration über 300 ng Antikörperstickstoff (N)/ml postuliert [131]. In unserer Versuchsserie wurde die Mehrzahl der Tiere im Hinblick auf die spezifischen Antikörper vom IgG-Typ als Impfversager für das Pneumokokkenpolysaccharid Typ 6B klassifiziert (vgl. Tabelle 9). Trotzdem spielte die lienale Sequestration offenbar keine Rolle, zumal unabhängig von der Operationsart ein deutlicher Einfluß der Immunisation auf den Ausgang der Pneumokokkenseptikämie demonstriert werden konnte. Dieser scheinbare Widerspruch hat 3 Erklärungsmöglichkeiten:

Einerseits sind die Gruppen der immunisierten und nichtimmunisierten Tiere nur bedingt miteinander vergleichbar, weil die ersteren 7 Monate postoperativ, die letzteren 3 Monate postoperativ der Sepsis zugeführt wurden; jedoch wurden die Daten der Bakterienelimination nach Körpergewichtskorrektur analysiert, so daß sich trotz des Unterschieds im Körpergewicht eine Verbesserung nahezu aller untersuchter Sepsisparameter nach Immunisation verifizieren ließ.

Zweitens kann zwar Antikörper allein einige opsonierende Aktivität gegen die meisten Pneumokokken entfalten, jedoch ist die Opsonierung erheblich verstärkt, wenn Serumkomplement vorhanden ist [89, 91, 118]. Dabei spielt der alternative Pfad der Komplementaktivierung die wesentliche Rolle für eine effiziente Opsonierung der meisten Pneumokokken. Die Effizienz dieses Opsonierungsweges variiert allerdings zwischen den einzelnen Pneumokokkenserotypen. Besteht ein Überschuß von Komplement, so kann trotz niedriger Antikörperspiegel eine ausreichende Opsonierung gewährleistet sein [89,91].

Schließlich werden spezifische Antikörper der M-Klasse von einigen Autoren als wesentlich effizientere opsonierende Antikörper erachtet [35]. In-vitro-Versuche zeigen, daß wesentlich weniger IgM-Moleküle pneumokokkenspezifischer Antikörper notwendig sind, um über eine Cl-Fixierung eine effiziente Elimination antikörperbeladener Pneumokokken zu ermöglichen als IgG-Moleküle [30,35,91]. Beim Schwein ist das von uns verwendete Pneumokokkenpolysaccharid Typ 6B ein schwaches Immunogen [117]. Trotzdem könnte ein nur schwacher Anstieg der spezifischen Antikörper der M-Klasse die experimentelle Pneumokokkenseptikämie günstig beeinflussen.

Antikörper der IgM-Klasse konnten aufgrund von Sensitivitätsproblemen unseres Enzymimmunoassays nicht bestimmt werden. Zweifelsfrei ließ sich jedoch in unserer Versuchsserie zeigen, daß Antikörper der IgG-Klasse offenbar nicht verantwortlich für den günstigeren Ausgang der Pneumokokkensepsis sind, weil auch die Tiere, die als Impfversager klassifiziert wurden, die Pneumokokkenbakteriämie wesentlich besser überstanden.

### 4.5.3 Effekt des Immunmodulators MTP-PE

Ein andere Möglichkeit, die unspezifische Immunabwehr auf eine experimentelle Pneumokokkensepsis zu verbessern, ist durch Chaudry [38] und Shennib [212] aufgezeigt worden, die nach Verpflanzung von autologem Milz- bzw. Muskelgewebe eine verbesserte Funktion pulmonaler Makrophagen beobachteten. Im Gefolge dieser Stimulation von alveolären Makrophagen wurde ein verbesserter Infektionsschutz gegenüber aerogenen experimentellen Pneumokokkeninfektionen beobachtet [155, 202]. Da beide Gewebearten der partiellen Nekrose verfallen, wird angenommen, daß durch die Nekrose eine unspezifische Stimulation des retikuloendothelialen Systems erfolgt. Vom theoretischen Standpunkt aus bietet sich daher die Anwendung von sog. Immunmodulatoren an.

Bei Nagern vermochten Muramylpeptide die unspezifische Abwehr gegen bakterielle [40–42,93,146], virale [57,171] und fungale Infektionen [55] zu verbessern. Diese Effekte sollen auf einer Stimulation des Monozyten-Makrophagen-Systems beruhen [228, 250]. So konnte eine erhöhte tumorizidale In-vitro-Aktivität von Makrophagen aufgezeigt werden [79,80,122,249]. Die In-vitro-Applikation von MTP-PE führt zur Monozytenaktivierung [79,80,122,249], bei In-vivo-Gabe der Substanz zur Karzinomtherapie kann bei einem Teil der Patienten ex vivo eine gesteigerte Monozytenaktivität nachgewiesen werden [127a]. Beim Osteosarkom des Hundes führt die MTP-PE-Gabe zu einer verlängerten Überlebenszeit [141].

Die Makrophagenaktivierung könnte eine wichtige Rolle in der Verbesserung der unspezifischen Abwehr gegenüber Pneumokokkeninfektionen spielen [41,93], indem eine rasche Elimination von Pneumokokken aus dem Blutstrom nicht nur über eine verbesserte Opsonierung, sondern über eine verbesserte Phagozytose induziert wird [114].

Prototyp der Muramylpeptide ist das Muramyldipeptid (MDP), das zuerst vom Mycobacterium tuberculosis isoliert und später synthetisch hergestellt wurde [139]. Es ist die minimale strukturelle Einheit des Mykobakteriums im kompletten Freund-Adjuvans, das eine immunstimulatorische Aktivität besitzt [42]. Trotzdem das synthetische wasserlösliche MDP, das weder toxische noch antigene Eigenschaften aufweist, einige Makrophagenfunktionen in vitro beeinflußt, können diese Effekte in vivo nicht beobachtet werden [42, 79]. Dies könnte darauf zurückzuführen sein, daß MDP nach parenteraler Applikation lediglich 1 h in der Zirkulation verbleibt [84, 129] und diese Zeitspanne zu kurz ist, um eine Alteration der Makrophagenfunktion zu bewirken.

Um den Einbau in Biomembranen und liposomale Strukturen zu erleichtern, wurde ein lipophiles Derivat des Muramyldipeptids synthetisiert (MTP-PE) [57]. Dabei wird eine Potenzierung der adjuvanten Aktivität des Muramylpeptids in vivo durch Applikation in Liposomen als Vehikel erreicht, die das Peptid den Makrophagen verfügbar machen [221]. Die Liposomen bewirken einen Schutz vor Degradation; ihre Verwendung zielt auf Zellen des retikuloendothelialen Systems, u.a. Blutmonozyten, ab [84, 129]. Dadurch wird eine Aktivierung von Makrophagen in situ erreicht [79, 84]. Für das freie MTP-PE und MTP-PE in Liposomenfraktion konnte eine unterschiedliche Organanreicherung aufgezeigt werden, wobei MTP-PE in Liposomenfraktion prolongiert in Leber, Lunge und Milz persistiert [84, 200]. Es wurde postuliert, daß so die pharmakokinetischen Eigenschaften die biologische Effizienz von MDP verbessern können [57]. In einer Reihe von Versuchen konnte die im Vergleich zum MDP verbesserte Aktivität des MTP-PE aufgezeigt werden [42, 55, 57, 79, 146, 249]. Die Versuche haben sich dabei auf Makrophagentumorizidaluntersuchungen [79, 249] sowie auf virale Infektionsversuche mit Herpes- und Parainfluenzaviren beschränkt [56], obwohl bereits 1977 durch Chedid eine Wirksamkeit von MDP gegenüber einer experimentellen Klebsiella-pneumoniae-Infektion nachgewiesen wurde [41].

In unserer Studie konnte eine Stimulation der unspezifischen Abwehr gegen die experimentell gesetzte Pneumokokkeninfektion beobachtet werden, die sich nicht nur in einer verbesserten Überlebensrate und Überlebenszeit, sondern auch in einer geringeren Ausprägung der übrigen gemessenen Sepsisparameter und einer erhöhten Eliminationsrate von Pneumokokken aus dem peripheren Blut äußerte.

In besonders hohem Maße konnte dieser Effekt beobachtet werden, wenn nichtimmunisierte Tiere vor Induktion der Pneumokokkenseptikämie mit MTP-PE vorbehandelt wurden. Bei immunisierten Tieren war nach MTP-PE-Vorbehandlung keine wesentliche Verbesserung der gemessenen Sepsikämieparameter zu beobachten. Offenbar war die Verbesserung der Opsonisation ausreichend für eine schnellere Pneumokokkenelimination, ohne daß diese durch zusätzliche Aktivierung der Monozyten noch gesteigert werden konnte.

Da es sich bei der 1. Versuchsserie um voroperierte Tiere handelte, wurden in einer 2. Versuchsserie nichtoperierte Tiere verwendet, um mögliche Einflüsse durch die Voroperation auszuschließen. In dieser Versuchsserie wurde ein um das Zehnfache erhöhter Pneumokokkenbolus benutzt. Auch hier war ein protektiver Effekt der MTP-PE-Vorbehandlung im Hinblick auf die Sterblichkeit zu beobachten (s. Tabelle 15). Zwar entwickelten alle Tiere unabhängig von der Art der Vorbehandlung – offenbar infolge der höheren Keimdosis, die sich bei den Plazebotieren im Vergleich zur 1. Serie auch in einer höheren Sterblichkeit manifestierte – eine Leukopenie. Jedoch wurde der Nadir der Leukopenie, die Dauer und der Beginn der Leukopenie durch eine MTP-PE-Vorbehandlung günstig beeinflußt. Dies traf auch für die Bakterienelimination aus dem peripheren Blut zu, trotzdem im Vergleich zur 1. Serie die Elimination geringfügig verzögert verlief.

Die genauen Mechanismen der Monozytenaktivierung durch MTP-PE sind noch unklar. Es ist möglich, daß die ortsständigen Makrophagen in den verschiedenen Organen eine gesteigerte Bildung von reaktivem Sauerstoff zeigen, der mit der Bakterizidie der Freßzellen korreliert [16]. Für die Monozyten im peripheren Blut konnte eine erhöhte Freisetzung von reaktivem Sauerstoff nicht bewiesen werden.

Andererseits zeigen unsere Bakterieneliminationsdaten eine schnellere Clearance der Keime aus der Blutbahn, ein Hinweis auf eine effizientere Bindung und Phagozytose. Möglicherweise ist diese schnellere Phagozytose bereits hinreichend, um selbst bei gleichem Potential zur Bildung reaktiven Sauerstoffs die erhöhte Resistenz gegenüber experimentellen Pneumokokkeninfektionen zu erklären.

Damit konnte auch für bakterielle Infektionen eine Wirksamkeit von MTP-PE in Liposomenfraktion als Prophylaktikum aufgezeigt werden. In Anbetracht der geringen Toxizität [200] sollte zukünftig geprüft werden, ob MTP-PE in Liposomenfraktion auch dann noch wirksam ist, wenn es bereits zu einer Infektion gekommen ist. Bei viralen Infektionen ist ein therapeutischer Nutzen tierexperimentell nachgewiesen worden [56].

# 5 Perspektiven für die zukünftige Forschung

Unsere am Modell des Schweins gewonnenen Daten nach Splenektomie und milzerhaltenden Operationsverfahren lassen die Furcht vor einer Postsplenektomiesepsis im Gefolge einer traumatisch bedingten Splenektomie beim erwachsenen Menschen zweifelhaft erscheinen. Es ist nicht auszuschließen, daß das OPSI-Syndrom beim Erwachsenen nicht Folge der Splenektomie, sondern Folge der hämatologisch-onkologischen Grunderkrankung ist. Daher erscheint es unumgänglich, der Frage des OPSI-Syndroms beim splenektomierten erwachsenen Menschen erneut und an ausschließlich posttraumatisch Splenektomierten zu untersuchen. Die Vorhersage nach unseren tierexperimentellen Daten wäre, daß in dieser Situation nur – wenn überhaupt – ein geringes Sepsisrisiko nachweisbar ist.

Die Prävention bakterieller Infektionen kann auch bei Personen ohne Milzexstirpation effektiv durch eine spezifische Immunisation und durch eine vorrangige Gabe des Monozytenaktivators MTP-PE erreicht werden. Diese Konzepte vereinen gegenüber einer Antibiotikaprophylaxe den Ausschluß von Resistenzentwicklungen der Keime. Jedoch erfordert die spezifische Immunisation eine frühzeitige Identifikation von Risikopatienten und eine vorausgehende Kenntnis über die zu erwartenden Keime, während der Monozytenaktivator breiter wirksam ist.

Damit stellt die Vorbehandlung mit dem Monozytenaktivator MTP-PE ein vielversprechendes Konzept dar, um Patienten mit einem hohen Risiko für die Entwicklung einer Sepsis (Zustand nach Polytrauma, Zustand nach großen Tumoroperationen) vor einer Sepsis zu bewahren. In diesem Zusammenhang müßten die Bedingungen weiter untersucht werden, unter denen die Effizienz einer prophylaktischen MTP-PE-Gabe noch gewährleistet ist. Insbesondere muß in weiteren Untersuchungen geklärt werden, in welchem zeitlichen Abstand zu einer Septikämie eine vollständige Effizienz des Immunmodulators noch gegeben ist. Da sich die bisherigen Untersuchungen lediglich auf eine Infektion mit grampositiven Keimen beschränkt haben, wird in weiteren Studien zu klären sein, ob eine vergleichbar hohe Wirksamkeit des Immunmodulators auch bei gramnegativen Infektionen, die in der Klinik eine sehr viele größere Rolle spielen, zu verzeichnen ist.

Schließlich muß der Frage nachgegangen werden, ob der Immunmodulator auch in der Therapie bakterieller Infektionen eine Rolle spielen könnte.

# 6 Zusammenfassung

Die Milz ist ein großes, lymphoretikuläres Organ, das direkt in die Blutbahn eingeschaltet ist. Sie ist beteiligt an der Sequestration gealterter Erythrozyten und Leukozyten sowie an der Bildung von Antikörpern und spezifischen T-Zellen. Daneben kann sie hämatogen gestreute Keime aus der Blutbahn filtrieren. Hierbei können die residenten Zellen des Monozyten-Makrophagen-Systems Bakterien direkt oder nach Opsonierung mit Antikörpern binden, phagozytieren und intrazellulär zerstören. Aufgrund dieser Erkenntnisse ist es nicht überraschend, wenn im Zusammenhang mit einer Splenektomie über erniedrigte Antikörpertiter und über eine gehäufte Frequenz der Sepsis, v.a. verursacht durch Pneumokokken, berichtet wird. Diese klinischen Beobachtungen wurden an Patientenkollektiven erhoben, welche zum großen Teil wegen hämatologisch-onkologischer Grunderkrankungen wie der Thalassämie, der idiophatischen thrombozytopenischen Purpura oder dem M. Hodgkin splenektomiert wurden. Daher ist unklar, ob die Splenektomie oder die Grunderkrankung für die sog. Postsplenektomiesepsis (OPSI-Syndrom) verantwortlich sind. Tierexperimentelle Untersuchungen an Nagern scheinen die Bedeutung der Splenektomie für die Entwicklung eines Opsi-Syndroms zu bestätigen, doch muß berücksichtigt werden, daß bei Nagern das relative Milzgewicht und damit auch die Bedeutung dieses Organs größer ist als beim Menschen. Wir haben daher versucht, dieses Problemfeld an einem Großtier, das dem Menschen eher vergleichbar ist, zu analysieren. Hierfür haben wir das Miniaturschwein gewählt. Insgesamt wurden 158 Tiere verschiedenen operativen Verfahren unterworfen (Scheinoperation, Splenektomie, 2/3-Resektion der Milz, heterotope Autotransplantation der Milz). Nach Abschluß der Wundheilung wurde die spezifische Antikörperantwort gegen Tetanustoxoid und Pneumokokken-6B-Polysaccharid, die Frequenz der B-Zellen und Monozyten im Blut und das Verhalten bei einer experimentellen Pneumokokkensepsis geprüft.

Entgegen den Berichten in der Literatur fanden wir keinen Einfluß der Splenektomie auf die Antikörperbildung gegen Pneumokokken-6B-Polysaccharid-Antigen; 30 % der splenektomierten Tiere zeigten eine typische Antikörperantwort mit einem mittleren maximalen Antikörpertiter von 1:30, während scheinoperierte Tiere zu 20 % eine typische Antikörperantwort mit einem mittleren maximalen Antikörpertiter von 1:46 zeigten. Bei der Prüfung der Antwort auf Tetanustoxoid fanden wir insgesamt ein besseres Ansprechen (im Mittel 78 % Responder), jedoch war auch hier kein Unterschied zwischen den experimentellen Gruppen. Gleiches galt für das Verhalten der B-Zellen (2100 ± 400 bei Splenektomie gegen 1100 ± 200 bei Scheinoperation) und Monozyten (1300 ± 100 bei Splenektomie gegen 1000 ± 300 bei Scheinoperation) im peripheren Blut.

Für die Prüfung des Einflusses der Splenektomie auf eine Sepsis haben wir zunächst ein experimentelles Modell aufgebaut, in dem die Tiere mit $10^9$ mauspassagierten Pneumokokken vom Typ 6B injiziert wurden. In diesem Modell wurde das Verhalten der Leukozyten, die Elimination der Keime und die Letalität nicht durch die Splenektomie oder milzerhaltende Operation beeinflußt. Die Letalität splenektomierter Tiere war eher erniedrigt als erhöht; mit 8,7 % war der Unterschied im Vergleich zu 30,4 % bei scheinoperierten Tieren jedoch statistisch nicht signifikant. Unsere Daten am Modell des Miniaturschweins zeigen also keinen Einfluß der Splenektomie bzw. milzerhaltender Operationen auf Leukozytensubpopulationen, auf spezifische Antikörpertiter oder auf eine experimentelle Pneumokokkensepsis. Diese Daten weisen darauf hin, daß evtl. auch beim Menschen eine Splenektomie doch keine so deletären Folgen haben könnte. Daher ist es nach diesen Resultaten erforderlich, die Frage der Splenektomie am Menschen erneut und bei gut definierten Kollektiven ausschließlich posttraumatischer Fälle zu untersuchen.

Neben der Rolle der Splenektomie für die Pneumokokkensepsis haben wir geprüft, ob eine vorausgehende Immunisation oder vorausgehende Applikation des Monozytenaktivators MTP-PE den Verlauf einer experimentellen Sepsis beeinflussen kann. In der Tat zeigen Tiere, die mit 6B-Pneumokokkenpolysaccharid-Antigen vorimmunisiert wurden, einen geringeren Leukozytensturz, eine schnellere Elimination und ein besseres Überleben als nichtimmunisierte Tiere; 12 von 45 nichtimmunisierten Tieren verstarben, gegenüber 3 von 42 immunisierten Tieren (p < 0,05).

Eine Vorbehandlung mit MTP-PE 24 h vor der Sepsis zeigt ebenfalls einen hochsignifikanten Effekt mit einem geringen Leukozytensturz, einer schnelleren Elimination und einem deutlich verbesserten Überleben; 12 von 44 Plazebo-vorbehandelten Tieren überlebten die Sepsis nicht, gegenüber 3 von 43 MTP-PE-vorbehandelten Tieren (p < 0,05).

Diese Befunde wurden in einer 2. experimentellen Serie bestätigt. Hierbei wurden Hausschweine mit MTP-PE in Liposomen oder mit Liposomen alleine vorbehandelt und nach 24 h mit $10^{10}$ Pneumokokken des Serotyps 6B injiziert. Auch hier zeigten die MTP-PE-vorbehandelten Tiere einen geringeren Leukozytensturz, eine schnellere Elimination und ein besseres Überleben. Von 7 Plazebotieren verstarben 5, gegenüber 7 MTP-PE-vorbehandelten Tieren, die alle überlebten (p < 0,05).

Es zeigt sich also, daß sowohl spezifische Immunisation als auch die MTP-PE-Vorbehandlung unabhängig von der Splenektomie einen protektiven Effekt auf die experimentelle Sepsis besitzen. Dabei erfordert die spezifische Immunisation eine frühzeitige Identifikation von Risikopatienten und eine vorausgehende Kenntnis über die zu erwartenden Keime. Wegen der allgemeineren Effektivität einer breiter wirksamen Monozytenaktivierung und der Möglichkeit einer Applikation direkt vor einer zu erwartenden Sepsis könnte dabei eine MTP-PE-Gabe eine interessante Möglichkeit sein, bei Risikopatienten einer Sepsis vorzubeugen.

# Literatur

1. Abbruzzo LV, Rowley DA (1983) Homeostasis of the antibody response. Immunoregulation by NK cells. Science 222:581–583
2. Addiego JE, Ammann AJ, Schiffmann G, Baehner R, Higgins G, Hammond D (1980) Response to pneumococcal polysaccharide vaccine in patients with untreated Hodgkin's disease. Lancet I:450–452
3. Ammann AJ, Addiego J, Wara DW, Lubin B, Smith WB, Meutzer WS (1977) Polyvalent pneumococcal-polysaccharide immunization of patients with sickle-cell anemia and patients with splenectomy. N Engl J Med 297:897–900
4. Anderson V, Cohn J, Sorensen SF (1976) Immunological studies in children before and after splenectomy. Acta Paediatr Scand 65:409–415
5. Andersson R, Alwmark A, Bangmark S (1986) Outcome of pneumococcal challenge in rats after splenic artery ligation or splenectomy. Acta Chir Scand 152:15–17
6. Anonymus (1975) Case 36–1975. N Engl J Med 292:547–553
7. Anonymus (1983) Case 20–1983. N Engl J Med 308:1212–1218
8. Arai S, Yamamoto H, Itoh K, Kumagai K (1983) Suppressive effect of human natural killer cells on pokeweed mitogen-induced B cell differentiation. J Immunol 131:651–654
9. Aronson DZ, Scherz AW, Einhorn AH, Becker JM, Schneider KM (1977) Non-operative management of splenic trauma in children: a report of six consecutive cases. Pediatrics 60:482–485
10. Audibert F, Chedid L (1976) Distinctive adjuvanticity of synthetic analogs of mycobacterial watersoluble components. Cell Immunol 21:243–249
11. Azuma I, Sugimura K, Taniyama T et al. (1976) Adjuvant activity of mycobacterial fractions: Adjuvant activity of synthetic N-acetyl-muramyl-dipeptide and the related compounds. Infect Immun 14:18–27
12. Bailey H (1927) Traumatic rupture of the normal spleen. Br J Surg 15:40–46
13. Balfanz JR, Nesbit ME jr., Jarvis C, Krivit W (1976) Overwhelming sepsis following splenectomy for trauma. J Pediatr 88:458–460
14. Barnes AF (1914) Subcutaneous traumatic rupture of the normal spleen. Ann Surg 59:592–609
15. Barthold DR, Prescott B, Stashak PW, Amsbaugh DF, Baker PJ (1974) Regulation of the antibody response to type III pneumococcal polysaccharide. III. Role of regulatory T cells on the development of an IgG and IgA antibody.
16. Bass DA, Parce JW, Dechatelet LR, Szejda P, Seeds MC, Thomas M (1983) Flow cytometric studies of oxidative product formation by neutrophils: a graded response to membrane stimulation. J Immunol 130:1910–1917
17. Baudet R (1907) Ruptures des la rate. Med Prat J Int Clin Therap 3:565–567
18. Beer E (1928) Development and progress of surgery of the spleen. Ann Surg 88:335–346
19. Bennett JA, Rao VS, Mitchell MS (1978) Systemic bacillus Calmette-Guerin (BCG) activates natural suppressor cells. Proc Natl Acad Sci USA 75:142–147
20. Berger E (1902) Die Verletzungen der Milz und ihre chirurgische Behandlung. Arch Clin Chir 68:56–60
21. Bessel-Hagen F (1900) Ein Beitrag zur Milzchirurgie. Verhandl Dtsch Gesellsch Chir 29:714–757
22. Billroth T (1881) Clinical Surgery. New Sydenham Society, London

23. Binns RM (1982) Organisation of the lymphoreticular system and lymphocyte markers in the pig. Vet Immunol Immunopathol 3 : 95–146

24. Bisping W (1973) Kompendium der veterinärmedizinischen Mikrobiologie. Schaper, Hannover

25. Blennerhasset JB (1985) Shock lung and diffuse alveolar damage-pathologic and pathogenetic considerations. Pathology 17 : 239–247

26. Böttcher W, Seufert RM (1985) Die Autotransplantation von Milzgewebe. In: Dürig M, Harder F (Hrsg) Die Splenektomie und ihre Alternativen. Huber, Bern, S 64-71

27. Böyum A (1968) Isolation of mononuclear cells and granulocytes from human blood. Scand J Lab Clin Invest 21 : 77–89

28. Bongard FS, Lim RC (1985) Surgery of the traumatized spleen. World J Surg 9 : 391–397

29. Borgono JM, McLean AA, Vella PP et al. (1978) Vaccination and revaccination with polyvalent pneumococcal polysaccharide vaccines in adults and infants. Proc Soc Exp Biol Med 157 : 148–156

30. Borsos T, Rapp HJ (1965) Complement fixation on cell surfaces by 19 S and 7 S antibodies. Science 150 : 505–507

31. Brivet F, Herer B, Fremaux A, Dormont J, Tcherina G (1984) Fatal postsplenectomy pneumococcal sepsis despite pneumococcal vaccine and penicillin prophylaxis. Lancet I : 356–357

32. Brogsitter CM (1909) Splenektomie und subkutane Milzruptur: Historisches, Kasuistisches und Kritisches. Charite Ann 33 : 494–584

33. Brown EJ, Hosea SW, Frank MM (1981) Reticuloendothelial clearance of radiolabelled pneumococci in experimental bacteremia: correlation of changes in clearance rates, sequestration patterns and opsonization requirements at different phases of the bacterial growth cycle. J Reticuloendothel Soc 30 : 23–31

34. Brown EJ, Hosea SW, Frank MM (1981) The role of the spleen in experimental pneumococcal bacteremia. J Clin Invest 67 : 975–982

35. Brown EJ, Hosea SW, Hammer CH, Burch CG, Frank MM (1982) A quantitative analysis of the interactions of antipneumococcal antibody and complement in experimental pneumococcal bacteremia. J Clin Invest 69 : 85–98

36. Buntain WL, Gould HR (1985) Splenic trauma in children and techniques of splenic salvage. World J Surg 9 : 398–409

37. Caplan ES, Boltansky H, Suyder MJ (1983) Response of traumatized splenectomized patients to immediate vaccination with polyvalent pneumococcal vaccine. J Trauma 23 : 801–80

38. Chaudry IH, Clemens MG, Schleck S, Kovacs K, Baue A (1983) Beneficial effects of implanted muscle tissue on pulmonary particulate retention and survival following splenectomy. J Trauma 23 : 584–590

39. Chaudry IH, Tabata Y, Schleck S, Baue AE (1980) Effect of splenectomy on reticuloendothelial function and survival following sepsis. J Trauma 20 : 649–655

40. Chedid L, Parant M, Parant F (1977) Augmentation de la resistance non specifique a l'infection de la souris après adminisation orale de deux glycopeptides synthetiques adjuvante. CR Acid Sci Paris 284 D, pp 405–408

41. Chedid L, Parant M, Parant F, Lefrancier P, Choay J, Lederer E (1977) Enhancement of nonspecific immunity to Klebsiella pneumoniae infection by a synthetic immunoadjuvant (N-acetylmuramyl-L-alanyl-D-isoglutamine) and several analogs. Proc Natl Acad Sci USA 74 : 2089–2093

42. Chedid L, Carelli L, Audibert F (1979) Recent development concerning muramyl dipeptide, a synthetic immunoregulating molecule. J Reticuloendothel Soc 26 : 631–641

43. Christison GI, Curtin TM (1969) A simple venous catheter for sequential blood sampling from unrestrained pigs. Lab Anim Care 19 : 259–262

44. Church JA, Mahour GH, Lipsey AI (1981) Antibody responses after splenectomy and splenic autoimplantation in rats. J Surg Res 31 : 343–346

45. Clark DT (1673–74) De Lienis Resectione in Cane (et Homine) Vivo (Oberservatio 164–165) Misc Curiosa Acad Nat Curios 1, 4–5 : 198–199

46. Coalson JJ, Hinshaw LB, Guenter CA (1970) The pulmonary ultra structure in septic shock. Exp Mol Pathol 12 : 84–92

47. Coil JA, Dickerman JD, Horner SR, Chalmer BJ (1980) Pulmonary infection in splenectomized mice: protection by splenic remnant. J Surg Res 28:18–22
48. Cooney DR, Dearth JC, Swanson SE, Dewanjee MK, Telander RL (1979) Relative merits of partial splenectomy, splenic reimplantation and immunization in preventing postsplenectomy infection. Surgery 86:561–569
49. Cruger DD (1684) De Excision liene ex homine, Sine Noxa (Observatio 195) Misc Curiosa Acad Caes Leopol Caro Nat Curios 2/3:378–380
50. De Boer J, Summer-Smith G, Downie HG (1972) Partial splenectomy – technique and some hematologic consequences in the dog. J Pediatr Surg 7:378–381
51. Di Cataldo A, Puleo S, Li Destri G, Racalbuto A, Trombatore G, Latteri F, Rodolico G (1987) Splenic trauma and overwhelming postsplenectomy infection. Br J Surg 74:343–348
52. Dickerman JD (1976) Bacterial infection and the asplenic host: a review. J Trauma 16:662–668
53. Dickerman JD (1979) Splenectomy and sepsis: a warning. Pediatrics 63:938–941
54. Dickerman JD (1981) Traumatic asplenia in adults – a defined hazard? Arch Surg 116:361–373
55. Dietrich FM, Sackmann W, Zak O, Dukor P (1980) Synthetic muramyl dipeptide immunostimulants: Protective effects and increased efficacy of antibiotics in experimental bacterial and fungal infections in mice. In: Nelson JD, Grassi C (eds) Current chemotherapy and infections disease. American Society of Microbiology, Washington DC, pp 1730–1739
56. Dietrich FM, Lukas B, Schmidtrupin KH (1983) Prophylactic and therapeutic effects of MTP-PE, a synthetic muramylpeptide in experimental virus infections. Proc 13th Int Congr Chemother 91:50–53
57. Dietrich FM, Hochkeppel HK, Lukas B (1986) Enhancement of host resistance against virus infections by MTP-PE, a synthetic lipophilic muramylpeptide – I. Increased survival in mice and guinea pigs after single drug administration prior to infection and the effect of MTP-PE on interferon levels in sera and lungs. Int J Immunopharmacol 8:931–942
58. DiPadova F, Dürig M, Harder F, DiPadova C, Zanussi C (1985) Impaired antipneumococcal antibody production in patients without spleens. Br Med J 290:14–16
59. DiPadova F, Dürig M, DiPadova C (1985) Splenektomie und In-vitro-Pneumokokken-Polysaccharid-Antikörperbildung. In: Dürig M, Harder F (Hrsg) Die Splenektomie und ihre Alternativen. Huber, Bern, S 46–52
60. Downey EC, Catanzaro A, Nonnemann JC, Peters RM, Shackford SR (1976) Long-term depressed immuno competence of patients splenectomised for trauma. Surg Forum 76:41–44
61. Dretzka L (1930) Rupture of the spleen. A report of 27 cases. Surg Gynecol Obstet 51:258–261
62. Drew PA, Kiroff GA, Ferrante A, Cohen RC (1984) Alterations in immunoglobulin synthesis by peripheral blood mononuclear cells from splenectomized patients with and without splenic regrowth. J Immunol 132:191–196
63. Dürig M, Landmann RMA, Harder F (1984) Lymphocyte subsets in human peripheral blood after splenectomy and autotransplantation of splenic tissue. J Lab Clin Med 104:110–115
64. Dürig M, Harder F (1985) Die Replantation autologen Milzgewebes. In: Dürig M, Harder F (Hrsg) Die Splenektomie und ihre Alternativen. Huber, Bern, S 72–81
65. Dürig M, Harder F (1985) Die Postsplenektomiesepsis. In: Dürig M, Harder F (Hrsg) Die Splenektomie und ihre Alternativen. Huber, Bern, S 43–45
66. Dürig M, Harder F (1986) Auswirkungen der Splenektomie. Chirurg 57:189–193
67. Duswald KH (1982) Zur Pathobiochemie der Leukozyten-Elastase. Habilitationsschrift, München
68. Duswald KH, Jochum M, Schramm W, Fritz H (1985) Released granulocyte elastase: a indicator of pathobiochemical alterations in septicemia after abdominal surgery. Surgery 98:892–899
69. Ein SH, Shandling B, Simpson JS, Stephens CA, Banoli SK, Boiggar WD, Fredman MH (1977) The morbidity and mortality of splenectomy in childhood. Ann Surg 185:307–310
70. Ein SH, Shandling B, Simpson JS, Stephens CA (1978) Non operative management of traumatized spleen in children: How and why? J Pediatr Surg 13:117–119
71. Eisenberg BL, Andrassy RJ, Haff RC, Ratner IA (1976) Splenectomy in children – a correlative review of indications and complications in fifty patients. Am J Surg 122:720–722
72. Ellis EF, Smith RT (1966) The role of the spleen in immunity with special reference to the post-splenectomy problem in infants. Pediatr 37:111–118

73. Elouz FS, Adam A, Ciorbarn R, Lederer E (1974) Minimal structural requirements for adjuvant activity of bacterial peptidoglycan derivative. Biochem Biophys Res Commun 51 : 1317–1322

74. Enders JF, Shaffer MF, Wu CJ (1936) Studies on natural immunity to pneumococcus typ III: correlations of the behaviour in vivo of pneumococcus type III varying in their virulence for rabbits with certain differences observed in vitro. J Exp med 64 : 307–332

75. Eraklis AJ, Filler RM (1972) Splenectomy in childhood: a review of 1413 cases. J Pediatr Surg 7 : 382–388

76. Evans C (1866) Ductless glands: Rupture of the spleen from external violence. Trans Pathol Soc 17 : 299–301

77. Evans DJK (1984) Fatal splenectomy sepsis despite prophylaxis with penicillin and pneumococcal vaccine. Lancet II : 1124–1125

78. Ferrante A, Koroff G, Drew PW (1986) Elevated natural Killer (NK) cytotoxicity of mononuclear leucocytes from splenectomized patients: increase in Leu-7t- and Leu-11-leucocytes. Clin Exp Immunol 64 : 173–180

79. Fidler IJ, Sone S, Fogler WE, Barnes ZUL (1981) Eradication of spontaneous metastases and activation of alveolar macrophages by intravenous injection of liposomes containing muramyl dipeptide. Proc Natl Acad Sci USA 78 : 1680–1684

80. Fidler IJ, Jessup JM, Fogler WE, Staerkel R, Mazumder A (1986) Activation of tumoricidal properties in peripheral blood monocytes of patients with colorectal carcinoma. Cancer Res 46 : 994–998

81. Filler RM (1980) Invited Commentary. World J Surg 4 : 427–428

82. Fine DP (1975) Pneumococcal type associated variability in alternate complement pathway activation. Infect Immun 12 : 772–776

83. Fisher KC, Eraklis A, Rossello P, Treves S (1978) Scintigraphy in the follow-up of pediatric splenic trauma treated without surgery. J Nucl Med 19 : 3–9

84. Fogler WE, Wade R, Brundish DE, Fidler IJ (1985) Distribution and fate of free and liposome-encapsulated ($^3$H) Nor-muramyldipeptide and ($^3$H) Muramyltripeptidephosphatidylethanolamine in mice. J Immunol 135 : 1372–1377

85. Francke EL, Neu HH C (1981) Postsplenectomy infection. Surg Clin North Am 61 : 135–155

86. Frede EK (1985) Splenektomie und Segmentresektion bei traumatischer Milzruptur. In: Dürig M, Harder F (Hrsg) Die Splenektomie und ihre Alternativen. Huber, Bern, S 98–104

87. Gall FP, Scheele J (1985) Abdominalverletzungen bei Polytrauma. In: Ungeheuer E (Hrsg) Das Polytrauma. Urban & Schwarzenberg, München, S 65–78

88. Gibbon JH (1908) Rupture of the spleen. Ann Surg 48 : 152–156

89. Giebink GS, Verhoff J, Peterson PK et al., Quie PG (1977) Opsonic requirements for phagocytosis of streptococcus pneumoniae types 6, 18, 24, 25. Infect Immun 18 : 291–295

90. Giebink GS, Schiffmann G, Krivit W, Quie PG (1979) Vaccine-type pneumococcal pneumonia – occurence after vaccination in an asplenic patient. JAMA 241 : 2736–2737

91. Giebink GS, Foker JE, Kim Y, Schifferman G (1980) Serum antibody and opsonic responders to vaccination with pneumococcal capsular polysaccharide in normal and splenectomized children. J Infect Dis 141 : 404–412

92. Gill PG, De Young NJ, Kiroff GK, Leppard PI, McLennan G (1984) Monocyte antibody – dependent cellular cytotoxicity in splenectomized subjects. J Immunol 132 : 1244–1248

93. Gisler RH, Dietrich FM, Baschang G et al. (1979) New developments in drugs enhancing the immune response: Activation of lymphocytes and accessory cells by muramyldipeptides. In: Turk JL, Parker D (eds) Drugs and immune responsiveness. MacMillan, London, pp 133–160

94. Gisler R, Schumann G, Sackmann W, Percin C, Tarcsay L, Dietrich FM (1982) A novel muramyl peptide MTP-PE: profile of biological activities. In: Yamamura Y, Kotani S (eds) Immunomodulation by microbial products and realted synthetic compounds. Exc Med, Amsterdam, pp 167–174

95. Gloster ES, Strauss RA, Jomenez JF, Neuberg RW, Berry DH, Turner EJ (1985) Spurious elevated platelet counts associated with bacteremia. Am J Hematol 18 : 329–332

96. Gofstein R, Gellis SS (1956) Splenectomy in infancy and childhood. Am J Dis Child 91 : 566–569

97. Goldthorn JF, Schwartz AD, Swift A-J, Winkelstein JA (1978) Protective effect of residual splenic tissue after subtotal splenectomy. J Pediatr Surg 13:587–590
98. Graffner H, Gullstrand P, Hallberg T (1982) Immunocompetence after incidental splenectomy. Scand J Haematol 28:369–375
99. Grinblat J, Gilboa Y (1975) Overwhelming pneumococcal sepsis 25 years after splenectomy. Am J Med Sci 270:523–524
100. Grosfeld JL, Ranochak JE (1976) Are hemisplenectomy and/or primary splenic repair feasible? J Pediatr Surg 11:419–424
101. Haller JA jr., Jones EL (1966) Effect of splenectomy on immunity and resistance to major infections in early childhood: clinical and experimental study. Ann Surg 163:902–908
102. Harding B, Kenny F, Given F, Murphy B, Lavelle S (1987) Autotransplantation of splenic tissue after splenectomy in rats offers partial protection against intravenous pneumococcal challenge. Eur Surg Res 19:135–139
103. Hebert JC, Ershler WB, Gamelli RL (1985) Corynebacterium parvum augments antibody production in splenectomized mice and mice with sham operations. Infect Immun 48:795–798
104. Henschen C (1928) Die chirurgische Anatomie der Milzgefäße. Schweiz Med Wochenschr 58:164–177
105. Holschneider AM, Kricz-Klimeck H, Strasser B, Däumling S, Belohradsky BW (1982) Komplikationen nach Splenektomie im Kindesalter. Z Kinderchir 35:130–139
106. Holtz W, Kallweit E (1981) Körperbau und -entwicklung. In: Glodek P, Oldiger B (Hrsg) Das Göttinger Minischwein. Parey, Hamburg Berlin, S 32–54
107. Holtz W, Smidt D (1981) Fortpflanzung. In: Glodek P, Oldiger B (Hrsg) Das Göttinger Minischwein. Parey, Hamburg Berlin, S 121–134
108. Horan M, Colebatch JH (1962) Relation between splenectomy and subsequent infection. A clinical study. Arch Dis Child 37:398–405
109. Horton J, Ogden ME, Williams S, Coln D (1982) The importance of splenic blood flow in clearing pneumococcal organisms. Ann Surg 195:172–176
110. Horz W (1906) Über Splenektomie bei traumatischer Milzruptur. Beitr Z Klin Chir 50:188–214
111. Hosea SW, Brown EJ, Frank MM (1989) The critical role of complement in experimental pneumococcal sepsis. J Infect Dis 142:903–907
112. Hosea S, Brown E, Hammer C, Frank M (1980) Role of complement activation in a model of the adult respiratory distress syndrome. J Clin Invest 66:375–378
113. Hosea SW, Brown EJ, Frank MM (1981) The critical role of complement in experimental pneumococcal bacteriemia. J Infect Dis 142:903–909
114. Hosea SW, Brown EJ, Hamburger MI, Frank MM (1981) Opsonic requirements for intravascular clearance after splenectomy. N Engl J Med 304:245–247
115. Hosea SW, Burch CG, Brown EJ, Berg RA, Frank MM (1981) Impaired immune response of splenectomized patients to polyvalent pneumococcal vaccine. Lancet I:804–807
116. Hosea SW (1983) Role of the spleen in pneumococcal infection. Lymphology 16:115–120
117. Izbicki JR, Ziegler-Heibrock HWL, Meier M et al. (1989) The impact of splenectomy on antibody response in the porcine model. J Clin Lab Immunol 30:13–19
118. Johnston RB jr., Klemperer MR, Alper CA Rosen FS (1969) The enhancement of bacterial phagocytosis by serum. The role of complement components and two cofactors. J Exp Med 129:1275–1281
119. Jones JM, Amsbaugh DF, Prescott B (1976) Kinetics of the antibody response to type III pneumococcal polysaccharide II. Factors influencing the serum antibody levels after immunisation with an optimally immunogenic dose of antigen. J Immunol 116:52-56
120. Jonjic N, Jonic S, Saalmüller A, Rukavina D, Koszinowski UH (1987) Distribution of T-lymphocyte subsets in procine lymphoid tissue. Immunology 60:395–401
121. Joseph TP, Wyllie GG, Savage JP (1977) The non-operative management of splenic trauma. Aust NZ J Surg 47:179–182
122. Juy D, Chedid L (1975) Comparison between macrophage activation and enhancement of nonspecific resistance to tumors by mycobacterial immunoadjuvants. Proc Natl Acad Sci USA 72:4105–4109

123. Keller HW, Müller JM, Brenner U, Walter M (1984) Lebensbedrohliche Infektionen nach Splenektomie – das „Overwhelming-post-splenectomy-infections"-Syndrom. Leber Magen Darm 14 : 18–26

124. Keramidas DC, Koyatzis N, Anagnostoni D, Stavrides J, Koutoulides C, Ziros A (1980) Ligation of the splenic artery; effects on the injured spleen and its function. J Pediatr Surg 15 : 38–41

125. Kiesewetter WB (1975) Pediatric splenectomy – indications, technique, complications and mortality. Surg Clin North Am 53 : 449–561

126. King H, Schumacker JB jr. (1952) Splenic studies: I. Susceptibility to infection after splenectomy performed in infancy. Ann Surg 136 : 239–242

127. Kiroff GK, Hodgen AM, Drew PA, Jamieson GG (1985) Lack of effect of splenic regrowth on the reduced antibody responses to pneumococcal polysaccharides in splenectomized patients. Clin Exp Immunol 62 : 48–56

127a. Kleinermann ES, Murray JL, Snyder JS, Cunninham JE, Fidler IJ (1989) Activation of tumoricidal properties in monocytes from cancer patients following intravenous administration of liposomes containing muramyl tripeptide phosphatidylethanolamine. Cancer Res 49 : 4665–4670

128. Kocher ET (1911) Textbook of operative Surgery, 3rd ed [Br] (edited by Stiles HJ, Paul CB). Black, London, pp 565–566

129. Koff WC, Fidler IJ, Showalter SD, Chakrabarty MK, Hampar B, Ceccorulli LM, Kleinermans (1984) Human monocytes activated by immunomodulators in liposomes lyse herpesvirusinfected but not normal cells. Science 224 : 1007–1009

130. Kragballe K, Nielsen JL, Sölling J, Ellegaard J (1981) Monocyte cytotoxicity after splenectomy. Scand J Haematol 27 : 271–278

131. Landesman SH, Schiffman G (1981) Assessment of the antibody response to pneumococcal vaccine in high risk populations. Rev Infect Dis [Suppl] 3 : 184–186

132. Landman RMA, Dürig M, Gudat F, Wesp M, Harder F (1985) Zelluläre Veränderungen im peripheren Blut nach Splenektomie und Replantation autologen Milzgewebes beim Erwachsenen. In: Dürig M, Harder F (Hrsg) Die Splenektomie und ihre Alternativen. Huber, Bern, S 102–106

133. Laski B, MacMillan A (1959) Incidence of infection in children after splenectomy. Pediatrics 24 : 523–527

134. Lederer E (1980) Synthetic immunostimulants derived from the bacterial cell wall. J Med Chem 23 : 819–822

135. Lennert KA, Kollmar M, Schmidt G (1973) Verhalten der Immunglobuline G, A und M des Alpha-1-Antitrypsins und Alpha-2-Makroglobulins nach Splenektomie im Kindesalter. MMW 115 : 1979–1983

136. Leonard AS, Giebink GS, Baesch TJ, Krivit M (1980) The overwhelming postsplenectomy sepsis problem. World J Surg 4 : 423–432

137. Leung ESE, Szal G, Drachman RH (1972) Increased susceptibility of splenectomized rats to infection with Diplococcus pneumoniae. J Infect Dis 126 : 507–513

139. Löwy I, Bona C, Chedid L (1977) Target cells for the activity of a synthetic adjuvant: Muramyl dipeptide. Cell Immunol 29 : 195–200

140. Lund E, Henrichsen J (1978) Laboratory diagnosis, serology and epidemiology of streptococcus pneumiae. In: Bergon T, Morris JR (eds) Methods in Microbiology, vol 12. Academic Press, London, pp 242–259

141. MacEwen EG, Kurzman ID, Rosenthal RC, Smith BW, Manley PA, Roush JK, Howard PE (1989) Therapy for osteosarcoma in dogs with intravenous injection of liposome-encapsulated muramyl tripeptide. J Natl Cancer Inst 81 : 935–938

142. Mäkelä PH, Herva E, Sibakov M et al.(1980) Pneumococcal vaccine and otitis media. Lancet II : 547–549

143. Malangoni MA, Levine AW, Droege EA, Aprahamian C, Condon RE (1984) Management of injury to the spleen in adults. Results of early operation and observation. Ann Surg 200 : 702–705

144. Malangoni MA, Dawes LG, Droege EA, Almagro UA (1985) The influence of splenic weight and function on survival after experimental pneumococcal infection. Ann Surg 202:323–328
145. Mantovani B (1975) Different roles of IgG and complement receptors in phagocytosis by polymorphonuclear leukocytes. J Immunol 115:15–17
146. Masihi KN, Brehmer W, Lange W, Ribl E, Schwartzmann S (1984) Protective effect of muramyl dipeptide analogs in combination with trehalose dimycolate against aerogenic influenza virus and mycobacterium tuberculosis infections in mice. J Biol Response Mod 3:663–671
147. Mazel MS (1945) Traumatic rupture of the spleen with special reference to its characteristics in young children. J Pediatr 26:82–88
148. Melamed J, Zakuth V, Tzechoval E, Spirer Z (1982) Suppressor T Cell activity in splenectomized subjects. J Clin Lab Immunol 7:173–176
149. Moore FA, Moore EE, Moore GE, Millikan JS (1984) Risk of splenic salvage after trauma. Analysis of 200 adults. Am J Surg 148:800–805
150. Moore GE, Stevens RE, Moore EE, Aragon GE (1983) Failure of splenic implants to protect against fatal postsplenectomy infections. Am J Surg 146:413–418
151. Morgenstern L (1974) The surgical inviolability of the spleen. Historical evolution of a concept. In: Proceedings of the 23rd International Congress of the History of Medicine 1972, London. Wellcome Institute of the History of Medicine, pp 62–68
152. Morgenstern L (1985) Die nicht-operative Behandlung der traumatischen Milz. In: Dürig M, Harder F (Hrsg) Die Splenektomie und ihre Alternativen. Huber, Bern, S 53–58
153. Morris DH, Bullock FD (1919) The importance of the spleen in resistance to infection. Ann Surg 70:513–521
154. Morse HC, Prescott B, Croess SS, Stashak PW, Baker PJ (1976) Regulation of the antibody response to type III pneumococcal polysaccharide. V. Ontogeny of factors influencing the magnitude of the plaque-forming cell response. J Immunol 116:279–283
155. Moxon ER, Schwartz AD (1980) Heterotopic splenic autotransplantation in the prevention of haemophilus influenzae meningitis and fatal sepsis in Sprague-Dawley rats. Blood 56:842–845
156. Müller CH, Mannhalter JW, Ahmad R, Zlabinger G, Wurnig P, Eibl MM (1984) Peripheral blood mononuclear cells of splenectomized patients are unable to differentiate into immunoglobulin-secreting cells after pokeweed mitogen stimulation. Clin Immunol Immunopathol 31:118–123
157. Nathan CF, Murray HW, Wiebe ME Rubin BY (1983) Identification of interferon-x as the lymphokine that activates human macrophage oxidative metabolism and antimicrobial activity. J Exp Med 158:670–676
158. Nielsen JL, Tauris P, Johnsen HE, Ellegaard J (1983) The cellular immune response after splenectomy in humans. Scand J Haematol 31:85–95
159. Nitsche D, Thiede A, Zierott G (1976) Postoperative Veränderungen der Immunglobuline nach Splenektomie. Langenbecks Arch Chir 340:213–216
160. Oakes DD (1981) Splenic trauma. Curr Probl Surg 18:342–346
161. Offenbartl K, Gullstrand P, Alermark A, Christensen P (1984) Administration route and splenectomy. Effects on resistance to pneumococci in rats. Acta Pathol Microbiol Immunol Scand [B] 92:213–216
162. Offenbartl K, Christensen P, Gullstrans P, Prellner K, Seger RA (1986) Treatment of pneumococcal postsplenectomy sepsis in the rat with human g-Globulin. J Surg Res 40:198–201
163. Okinaga K, Giebink GS, Rich RH, Baesl TJ, Krishnanaik D, Leonard AS (1981) The effect of partial splenectomy on experimental pneumococcal bacteremia in an animal model. J Pediatr Surg 16:717–723
164. Oldiger B (1981) Anwendungsbereiche als Versuchstier. In: Glodek P, Oldiger B (Hrsg) Das Göttinger Minischwein. Parey, Hamburg Berlin, S 27–31
165. Oldiger B, Scholz K, Hinsch W (1981) Blutparameter. In: Glodek P, Oldiger B (Hrsg) Das Göttinger Minischwein. Parey, Hamburg Berlins, S 44
166. O'Neal BJ, Mac Donald JC (1981) The risk of sepsis in the asplenic adult. Ann Surg 194:775–778
167. Pabst R, Kamran D, Creutzig H (1984) Splenic regeneration and blood flow after ligation of the splenic artery or partial splenectomy. Am J Surg 147:382–386

168. Pabst R (1985) Experimentelle Untersuchungen zur Perfusion von autologen Milztransplantaten. In: Dürig M, Harder F (Hrsg) Die Splenektomie und ihre Alternativen. Huber, Bern, S 90–93
169. Pabst R (1985) Die funktionelle Anatomie der menschlichen Milz. In: Dürig M, Harder F (Hrsg) Die Splenektomie und ihre Alternativen. Huber, Bern, S 8–14
170. Pabst R (1985) Die Bedeutung der Milz bei der Neubildung und Rezirkulation von Lymphozyten. In: Dürig M, Harder F (Hrsg) Die Splenektomie und ihre Alternativen. Huber, Bern, S 15–18
171. Parant M (1979) Biologic properties of new synthetic adjuvant muramyl peptide (MDP). Springer Semin Immunopathol 2 : 101–148
172. Passl R, Eibl M, Eghker E, Frisee H, Gaudernak T, Neugebauer G, Vecsel W (1976) Splenektomie im Kindesalter aus traumatischer Ursache und ihre Folgen. Wien Klin Wochenschr 88 : 585–588
173. Pate JW, Peters TG, Andrews CR (1985) Postsplenectomy complications. Am Surg 51 : 437–441
174. Patel JM, Williams JS, Hinshaw JR (1985) Neue Hinweise für einen Schutz gegen Pneumokokkensepsis durch Replantation von Milzgewebe. In: Dürig M, Harder F (Hrsg) Die Splenektomie und ihre Alternativen. Huber, Bern, S 82–89
175. Pean J (1869) Ovariotomie et Splenotomie. Zud ed. Paris, Germer-Bailliere, pp 129–138
176. Pearson HA, Johnston D, Smith KA, Touloukian RJ (1978) The born-again spleen-return of splenic function after splenectomy for trauma. N Engl J Med 298 : 1389–1392
177. Pedersen FK, Nielsen JL, Ellegaard J (1982) Antibody response to pneumococcal vaccine in splenectomized adults and adolescents. Acta Pathol Microbiol Immunol Scand Sect C 90 : 257-263
178. Pedersen FK, Henrichsen J, Schiffmann G (1982) Antibody response to vaccination with pneumococcal capsular polysaccharides in splenectomized children. Acta Paediatr Scand 71 : 451–458
179. Pescovitz MD, Lunney JK, Sachs DH (1984) Preparation and characterization of monoclonal antibodies reactive with porcine PBL. J Immunol 133 : 368–371
180. Pescovitz MD, Lunney JK, Sachs DH (1985) Murine anti-swine T4 and T8 monoclonal antibodies: Distribution and effects on proliferative and cytoxic T cells. J Immunol 134 : 37–42
181. Polhill RB, Johnston RB (1975) Diminished alternative complement pathway after splenectomy. Pediatr Res 9 : 333–339
182. Powell RW, Blaylock WE, Hoff CJ, Chartrand SA (1988) The protective effect of pneumococcal vaccination following partial splenectomy. J Surg Res 45 : 56–59
183. Powell RW, Blaylock WE, Hoff CJ, Chartrand SA (1988) The efficacy of postsplenectomy sepsis prophylactic measures: the role of penicillin. J Trauma 28 : 1285–1288
184. Ragan HA, Gillis MF (1975) Restraint venipuncture endotracheal intubation and anesthesia of miniature swine. Lab Anim Sci 25 : 409–419
185. Riegner O (1893) Über einen Fall von Exstirpation der traumatisch zerrissenen Milz. Berl Klin Wochenschr 30 : 177–181
186. Rijkers GT, Dollekamp EG, Zegers BJM (1987) The in vitro B-cell response to pneumococcal polysaccharides in adults and neonates. Scand J Immunol 25 : 447–452
187. Robertson DAF, Bullen A, Field H, Simpson FG, Losowsky MS (1982) Suppressor cell activity, splenic function and HLA B8 status in man. J Clin Lab Immunol 9 : 133–138
188. Rogoff TM, Lipsky PE (1981) Role of the Kupffer cells in local and systemic immune responses. Gastroenterology 80 : 854–859
189. Roitt J, Brostoff J, Male D (1985) Immunology. Churchill Livingstone, Edinburgh London
190. Ron Y, De Baetselier P, Feldman M, Segal S (1981) Involvement of the spleen in the control of the immunogenic and phagocytic function of thioglycollate-induced macrophages. Eur J Immunol 11 : 608–611
191. Rousset F (1590) Hysterotomatokias, id est, Caesarei Partus Assertio Historiologica, Paris, D Duval, p 323
192. Rowley DA (1950) The formation of circulating antibody in the splenectomized human being following intravenous injection of heterologous erythrozytes. J Immunol 65 : 515–517

193. Reilmann H, Pabst R, Creutzig H (1983) Regeneration and function of autologous splenic grafts in pigs. Eur Surg Res 15:168–175
194. Saba TM (1970) Physiology and physiopathology of the reticuloendothelial system. Arch Intern Med 126:1031–1052
195. Sasada M, Johnston RB (1980) Macrophage microbicidal activity correlation between phagocytosis – associated oxidative metabolism and the killing of candida by macrophages. J Exp Med 152:85–98
196. Saslaw S, Carlisle HN (1964) Antibody response in splenectomized monkeys. Proc Soc Exp Biol Med 116:738–742
197. Schlag G, Redl H (1980) Die Leukostase in der Lunge bei lymphovolämisch-traumatischem Schock. Anästhesist 29:606–612
198. Schulkind ML, Ellis EF, Smith RT (1967) Effect of antibody upon clearance of $I^{125}$-labelled pneumococci by the spleen and liver. Pediatr Res 1:178–184
199. Schumacher MJ (1970) Serum immunoglobulin and transferrin levels after childhood splenectomy. Arch Dis Child 45:114–117
200. Schumann G, van Hoogevest P, Fankhause P et al.(1989) Comparison of free and liposomal MTP-PE: pharmacological, toxicological and pharmcokinetic aspects. In: Liposomes in the therapy of infectious diseases and cancer (Congress), pp 191–195
201. Schwartz AD, Dadash-Zadek M, Goldstein R, Luck S, Conway JJ (1977) Antibody response to intravenous immunization following splenic tissue autotransplantation in Sprague-Dawley rats. Blood 49:779–783
202. Schwartz AD, Goldthorn JF, Winkelstein JA, Swift AJ (1978) Lack of protective effect of autotransplanted splenic tissue to pneumococcal challenge. Blood 51:475–479
203. Schwartz PE, Sterioff S, Mucha P, Melton LJ, Offord KP (1982) Postsplenectomy sepsis and mortality in adults. JAMA 248:2279–2283
204. Schweiberer L, Izbicki JR (1988) Historischer Überblick organerhaltender chirurgischer Techniken. Hefte Unfallheilkd 200:315–325
205. Scribner DJ, Fahrney D (1976) Neutrophil receptors for IgG and complements. Their roles in the attachment and ingestion phases of phagocytosis. J Immunol 116:892–897
206. Sekikawa T, Shatney CH (1983) Septic sequelae after splenectomy for trauma in adults. Am J Surg 145:667–673
207. Senn N (1903) The surgical treatment of traumatic hemorrhage of the spleen. JAMA 41:1241–1245
208. Seufert RM (1986) Die Milztransplantation – Standortbestimmung. Chirurg 57:182–188
209. Seufert RM (1986) Surgery of the spleen. Thieme, Stuttgart New York
210. Shackford SR, Sise MJ, Virgilio RW, Peters RM (1981) Evaluation of splenorrhaphy: a grading system for splenic trauma. J Trauma 21:538–542
211. Shaffer MF, Enders JF, Wu CJ (1936) Studies on natural immunity to pneumococcus type III. II. Certain distinguishing properties of two strains of pneumococcus type III varying in their virulence for rabbits and the reappearance of these properties following R to S conversion of their respective rough derivates. J Exp Med 64:281–304
212. Shennib H, Chu-Jeng R, Mulder DS (1983) The effects of splenectomy and splenic implantation on alveolar macrophage function. J Trauma 23:7–12
213. Sherman R (1980) Perspectives in management of trauma to the spleen: 1989. J Trauma 20:1–13
214. Sherman R (1981) Rationale for and methods of splenic preservation following trauma. Surg Clin North Am 61:127–134
215. Sherman RT, Condon RE, Kottmeier PK, Perry JF, Ward RE (1982) Panel „spleen injuries". J Trauma 22:507–510
216. Siebeck M, Hoffmann H, Geiger R (1987) Granulocyte, elastase and white cell counts in septic pigs. In: Proceedings of the First Vienna Shock Forum Part A: pathophysiological role of mediators and mediator inhibitor in shock. Lyss, New York, pp 115–119
217. Siebeck M, Hoffmann J, Jochum M, Fritz H (1989) Inhibition of proteinase with recombinant Eglin C during experimental E.coli septicemia in the pig. Eur J Surg Res 21:11–17
213. Singer DB (1973) Postsplenectomy sepsis. Perspect Pediatr Pathol 1:285–311

219. Slopek S, Grzybek-Hryncewicz K, Ladosz J (1962) The role of complement and natural antibodies in the process of phagocytosis. Arch Immunol Ther Exp 10:559–565
220. Sklenar I, Dürig M, Lydick E, Erb P, Harder F (1985) Die Antikörperantwort auf Pneumokokken-Polysaccharid-Antigene nach Splenektomie und Replantation autologen Milzgewebes. In: Dürig M, Harder F (Hrsg) Die Splenektomie und ihre Alternativen. Huber, Bern, S 107–112
221. Sone S, Mutsuura S, Ogawara M, Tsubura E (1984) Potentiating effect of muramyl dipeptide and its lipophilic analog encapsulated in liposomes on tumor cell killing by human monocytes. J Immunol 132:2105–2110
222. Steely WM, Satava RM, Brigham RA, Setser ER, Davies RS (1988) Splenic autotransplantation: determination of the optimum amount required for maximum survival. J Surg Res 45:327–331
223. Stevens VC, Cinader B, Powell JE, Lee AC, Koh SW (1981) Preparation and formulation of a human chorionic gonadotropin antifertility vaccine: selection of adjuvant and verhicle. Am J Reprod Immunol Microbiol 1:315–321
224. Strasser B, Holschneider AM (1986) Die Milz – Funktion, Erkrankungen, Chirurgie und Replantation. Hippokrates, Stuttgart
225. Streicher HJ (1961) Chirurgie der Milz. Springer, Berlin Heidelberg
226. Streicher HJ (1986) Anatomiegerechte Chirurgie der Milz. Chirurg 57:177–181
227. Sullivan JL, Ochs HD, Schiffmann G, Hammerschlag MR, Miser J, Vichinsky E, Wedgewood RJ (1978) Immune response after splenectomy. Lancet I:178–182
228. Tanaka A, Nagao S, Saito R, Kotani S, Kusumoto S, Shiba T (1977) Correlation of stereochemically specific structure in muramyl dipeptide between macrophage activation and adjuvant activity. Biochem Biophys Res Commun 77:621–627
229. Tavasolli M, Ratzam RJ, Crosby WH (1973) Studies on regeneration of heterotopic splenic autotransplants. Blood 41:701–708
230. Thistletwaite JR jr., Pennington LR, Lunney JK, Sachs DH (1983) Immunologic characterization of MHC recombinant swine. Transplantation 35:394–399
231. Thommasen HV, Russel JA, Boyko WJ, Hogg JC (1984) Transient leukopenia associated with adult respiratory distress syndrome. Lancet I:809–812
232. Traub AL, Perry JF jr.(1981) Injuries associated with splenic trauma. J Trauma 21:840–846
233. Van Wyck DB, Witte MH, Witte CL, Strunk RC (1978) Humoral immunity in experimental hyposplenia. Surgery 84:134–139
234. Van Wyck DB, Witte MH, Witte CL, Thies AC jr.(1980) Critical splenic mass for survival from experimental pneumococcemia. J Surg Res 28:14–17
235. Volkmann J (1923) Zur chirurgischen Anatomie der Milzgefäße. Zentralbl Chir 50:436–437
236. Walker W (1976) Splenectomy in childhood: a review in England and Wales 160-4. Br J Surg 63:36–43
237. Weiss L (1983) The red pulp of the spleen: structural basis of blood flow. Clin Haematol 12:375–379
238. Welter HF (1985) Untersuchungen zur Pathophysiologie und Pathobiochemie der experimentellen Sepsis und deren Beeinflußbarkeit durch C-!-Inaktivator, Superoxiddismutase und den klonierten Elastase-Hemmstoff Eglin. Habilitationsschrift, München
239. West KW, Grosfeld JL (1985) Postsplenectomy sepsis: historical background and current concepts. World J Surg 9:477–482
240. Westerhausen M, Wörisdörfer O, Gessner U, DeGruli R, Senn HJ (1981) Immunological changes following posttraumatic splenectomy. Blut 43:345–353
241. Westermann J, Pabst R (1986) Autotransplantation of splenic fragments. Lymphocyte subsets in blood, lymph nodes and splenic tissue. Clin Exp Immunol 64:188–194
242. White B (1979) The biology of pneumococcus. Commonwealth Fund, New York
243. Williams JJ, Yellin SA, Slotman GJ (1982) Leukocyte aggregation response to quantitative plasma levels of C3a and C5a. Arch Surg 121:305–309
244. Willis AM (1919) Traumatic rupture of the normal spleen. Surg Gynecol Obstet 29:33–39
245. Winkelstein JA (1973) Opsonins: their function, identity and clinical significance. J Pediatr 82:747–753

246. Winkelstein JA, Lambert GH, Swift A (1975) Pneumococcal serum opsonizing activity in splenectomized children. J Pediatr 87:430–433
247. Wolter J, Liekr H, Grün M (1978) Hepatic clearance of endotoxins: differences in arterial and portal venous infusion. J Reticuloendothel Soc 23:145–152
248. Wright H (1927) Experimental pneumococcal septicemia and anti-pneumococcal immunity. J Pathol Bacteriol 30:185–249
249. Xu Z, Fidler IJ (1984) The in situ activation of cytotoxic properties in murine Kupffer cells by the systemic administration of whole mycobacterium bovis organismus or muramyl tripeptide. Cancer Immunol Immunother 18:118–122
250. Yamamoto Y, Nagao S, Tanaka A, Koga T, Onoue K (1978) Inhibition of macrophage migration by synthetic muramyl dipeptide. Biochem Biophys Res Commun 80:923–928
251. Ziegler-Heitbrock HWL (1989) The biology of the monocyte system. Cell Biol 49:1–12
252. Zigterman JWJ (1988) Nonionic block polymer surfactants enhance vaccine efficacy. Inauguraldissertation Reichsuniversität Utrecht, Niederlande
253. Zimmermann GA, Hill HR (1984) Inflammatory mediators stimulate granulocyte adherence to cultured human endothelial cells. Thromb Res 35:203–217

# Sachverzeichnis

# Hefte zur
# Unfallheilkunde

Beihefte zur Zeitschrift „Der Unfallchirurg". Herausgeber: J. Rehn, L. Schweiberer, H. Tscherne

Preisänderungen
vorbehalten

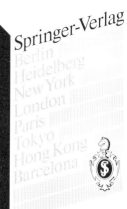

Springer-Verlag

Berlin
Heidelberg
New York
London
Paris
Tokyo
Hong Kong
Barcelona

# Hefte zur
# Unfallheilkunde

Beihefte zur Zeitschrift „Der Unfallchirurg". Herausgeber: J. Rehn, L. Schweiberer, H. Tscherne

Preisänderungen vorbehalten

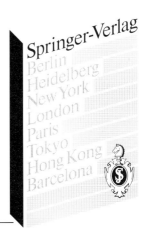

Springer-Verlag

Berlin
Heidelberg
New York
London
Paris
Tokyo
Hong Kong
Barcelona